몸속부터 *예뻐지는 피부만들기

옮긴이 장은상
1951년에 태어나 서울교육대학과 일본불교대학에서 초등교육학을 전공했다.
후쿠오카, 효고, 고베, 일본 동화대학, 순진단기대학 등에서 한국어와 한국문화를 가르쳤으며
현재 방송통신대학교 독학학위검정원 교육연구사로 재직 중이다.

몸속부터 예뻐지는 피부 만들기

지은이 이시하라 유우미 · 이시하라 엘레나
옮긴이 장은상
펴낸이 안용백
펴낸곳 넥서스BOOKS

초판 1쇄 발행 2005년 2월 20일

2판 1쇄 인쇄 2007년 7월 20일
2판 1쇄 발행 2007년 7월 25일

출판신고 2001년 6월 28일 제311-2002-000003호
121-840 서울시 마포구 서교동 394-2
Tel (02)330-5500 Fax (02)330-5555

ISBN 978-89-5797-268-7 13510

가격은 뒤표지에 있습니다.

잘못 만들어진 책은 바꾸어드립니다.

www.nexusbook.com

몸속부터 *예뻐지는 피부 만들기

이시하라 유우미 · 이시하라 엘레나 지음 | 장은상 옮김

넥서스BOOKS

여성들이어,
마음껏 아름다워지자

깨끗한 피부의 조건

여성이라면 누구나 아름다워지고 싶어한다. 아름다운 여성들의 피부는 한결같이 깨끗하다.

'화장'을 뜻하는 '코스메틱(cosmetic)'의 어원은 '코스모스(cosmos, 우주)'이다. 아름다운 밤하늘처럼 여성들의 아름다워지고 싶은 마음이 화장이라는 단어 속에 감춰져 있는 것이다.

그렇다면 과연 아름다운 피부는 구체적으로 어떤 피부를 말하는 것일까? 윤기 있고 촉촉하며 매끄러운 피부, 부드러우면서 탄력 있는 피부, 기미와 주근깨가 없고 싱싱하고 혈색이 좋은 피부가 아닐까.

요즘 깨끗한 피부를 가꿔주는 고가의 화장품이나 천연화장품, 건강보조식품 등이 인기리에 판매되고 있다. 그러나 이런 제품을 써보고 정말 피부가 깨끗해졌다는 사람은 없을 것이다. 왜냐하면 아름다운 피부란 바른 방법으로 세안하고 자연스럽게 기초화장을 하고 식사와 운동을 규칙적으로 해야만 만들어질 수 있기 때문이다.

잘못 알고 있는 스킨케어 상식

아마 대부분의 여성들은 스킨케어 하면 화장품을 가장 먼저 떠올릴 것이다. 비타민C나

콜라겐, 히알루론산 같은 유효 성분이 들어 있는 상품이나 천연화장품임을 강조하는 상품들 등 그야말로 각각의 특징에 따라 가격대도 다양하다. 매력적인 광고에 이끌려 이것저것 사용하다 보면 좋아지기는커녕 오히려 피부가 더 상할 때가 있다.

예를 들면, 피부가 거칠어져서 잠자기 전에 크림을 듬뿍 발랐다가 다음날 아침 콧등에 뾰루지가 잔뜩 생긴다거나 '살을 빼서 예뻐져야지' 라는 생각으로 어렵게 다이어트를 해서 체중은 뺐지만 얼굴에 잔주름이 생겨서 나이 들어 보이는 경우도 있다. 무리한 다이어트로 인한 영양 부족으로, 피부 표면의 콜라겐이 파괴되면서 주름이 생긴 것이다. 또한 뷰티숍에서 권하는 고급 화장품 역시 얼굴에 트러블이 생기는 건 마찬가지일 것이다.

이런 '고급 화장품' 은 워낙 가격이 비싸기 때문에 안전할 거라고 생각하기 쉽다. 하지만 아무리 비싼 화장품이라도 자신의 피부에 맞지 않으면 트러블을 일으킬 수 있다.

'천연화장품' 도 마찬가지다. 무첨가 화장품이란 약사법에 따라서 표시를 의무화(일본에서는 우리나라와 달리 화장품의 성분 표시를 의무화하고 있다)하는 102종류의 성분이 전혀 첨가되지 않은 화장품을 말한다. 하지만 '지성 성분' 이 들어 있지 않다고 해서 전혀 트러블을 일으키지 않는다고는 할 수 없다. 피부는 개인에 따라 차이가 있으므로 어떤 성분이 알레르기 반응을 일으키는지 정확히 알 수 없기 때문이다.

피부를 가꾸기 위해서는 기본적으로 화장품이 필요하다. 그러나 피부는 몸의 일부이므로, 겉으로 바르는 화장품만으로 피부 관리가 끝났다고 생각하는 것은 잘못된 선입견이라는 점을 명심해야 한다.

자연식품으로 건강한 피부를!

위가 안 좋을 때는 입 언저리가 거칠어지고 간이 나쁘면 얼굴이 누르스름해지고, 빈혈이 있으면 안색이 창백해진다. 이런 증상들은 몸의 상태에 따라 피부가 민감하게 반응한다는 증거이다.

따라서 수분·유분을 피부 표면으로 공급하는 것 못지 않게 몸 속부터 건강하게 관리하는 일이 중요하다. 이를 위해서 건강보조식품을 많이 찾고 있는데, 건강보조식품이란 일상적인 식생활에서 결핍되기 쉬운 비타민이나 미네랄 같은 영양소를 보충하는 식품으로, 최근에는 슈퍼나 편의점에서도 손쉽게 구입할 수 있다. 바쁜 일상생활 속에서 건강을 증진하고 깨끗한 피부를 유지하기 위해서 비타민A, B군, C, E나 아연, 철, 구리, 망간, 마그네슘 같은 미네랄을 전부 건강보조식품으로 섭취하려는 사람들도 늘고 있다.

건강보조식품은 '식품'이므로 용법이나 용량이 정해져 있는 것은 아니다. 그러나 지용성(脂溶性)비타민은 과다 복용하거나 약과 병용하면 부작용을 일으킬 수 있다. 꼭 적당량을 확인하고 과다 복용하지 않도록 주의해야 한다.

그러나 야채, 간, 참깨 등 비타민과 미네랄이 많이 들어 있는 자연식품은 과잉 섭취를 염려할 필요가 없다. 식품을 골고루 먹으면 한 가지 식품에 들어 있는 여러 종류의 비타민을 한꺼번에 흡수할 수 있다는 장점도 있다.

그러나 건강한 피부를 유지하는 데 필요한 비타민A, B군, C, E나 아연, 구리, 망간 같은 미네랄을 건강보조식품으로만 섭취한다면 정말 깨끗하고 건강한 피부를 만들기는 어렵다. 이와 같은 비타민류나 미네랄군은 자연식품에 포함돼 있는 성분끼리 만났을 때 시너지 효과를 발휘하기 때문이다.

예를 들어, 비타민C를 많이 섭취하면 혈중 비타민E가 상승하거나 혹은 그 반대 현상도 일어날 수 있다. 비타민B_2와 B_3는 서로 상승 효과를 발휘한다. 비타민B_6와 E도 서로 흡수율을 높여 생식 기능을 향상시킨다. 비타민C는 철분의 흡수 작용을 높이고, 칼슘과 인도 마찬가지이다.

아름다움의 열쇠는 체온!

인간의 몸은 체온이 36.5도일 때 가장 면역력이 좋다. 그러나 35.5도로 내려가면 배설 기능이 저하되고 자율신경 실조증, 알레르기 같은 증상이 나타나게 된다.

이에 관한 설명은 본문에서 자세히 다시 하겠지만, 이것은 한마디로 '냉증(冷症)'이 생겨서 몸에 여러 가지 좋지 않은 증상이 나타나는 것이다. 따라서 몸을 따뜻하게 하면 피부가 깨끗해질 뿐만 아니라 건강도 지킬 수 있다.

여성은 남성보다 근육이 적고 물살, 지방살 등 살이 찐 사람이 많다. 그러므로 남성보다 체온도 낮고 냉증이 잘 생긴다. 게다가 여성호르몬인 에스트로겐은 기본적으로 몸을 차갑게 한다. 그러므로 여성은 평상시 몸을 따뜻하게 하는 것이 중요하다.

우리의 몸을 따뜻하게 하는 '열'은 우리가 먹은 음식의 화학 에너지가 몸 안에서 변화함으로써 생산된다. 체내로 흡수된 당, 아미노산, 유리(遊離)지방산 같은 화합물들은 혈액을 통해 체내로 운반돼 에너지원이 된다. 이런 에너지를 기초로 체내의 각 세포와 조직, 기관이 활동한 결과 열이 발생해 체온을 유지하는 것이다. 이렇게 열이 발생하면 냉증이 사라지고 혈액순환이 활발해지면서 피부가 깨끗하고 아름다워진다.

피부 표면에는 땀샘이나 피지선 같은 분비선이 있어서 수분이나 피지를 분비해 피부를 촉촉하고 부드럽고 윤기 있게 해주는데, 혈액순환이 잘 되지 않으면 이런 분비선이 제대로 활동하지 못하게 된다. 그러면 이런 분비물들은 피부에 고여서, 기미나 주근깨의 원인이 되는 리포프스틴 같은 색소나 노폐물을 간장이나 신장 등 해독작용을 하는 장기로 제대로 운반하지 못하게 된다. 또한 혈액순환이 원활하지 않으면 쉽게 붓는다. 새로운 수분을 받아들이고 오래된 수분은 밖으로 내보내는 수분대사가 잘 이루어지지 않기 때문이다. 혈액순환과 따뜻함은 피부 미용의 결정적인 비결이다. 그러므로 피부 관리를 위해서는 혈액이 탁하게 되지 않도록 해야 한다.

질 낮은 식품을 먹거나 양을 잘못 조절하면 혈액이 더러워지고, 따라서 아름답고 건강한 피부를 만들 수 없다. 그러므로 표면적인 케어나 건강보조식품에만 의존하기보다, 규칙적인 식생활을 통해 여러 가지 영양소를 자연 식품에서 섭취하여 몸을 따뜻하게 해주는 것이 좋다.

지금부터 이야기하고자 하는 방법들—식습관, 운동, 마사지—은 모두 몸을 따뜻하게 해서 혈액순환을 활발하게 하는 것들로, 클리닉에서 환자들에게 적용하고 있는 건강법과 자연미용치료사인 아내 엘레나의 피부미용법을 조화시킨 것이다. 이 방법들은 피부를 젊게 하고 탁월한 미용 효과가 있기 때문에 어떤 피부라도 금세 매끄럽고 윤기 있게 변화될 것이다.

이시하라 유우미

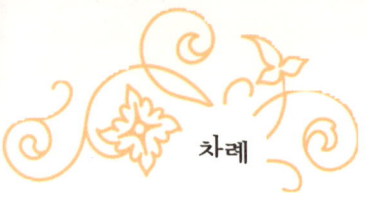

차례

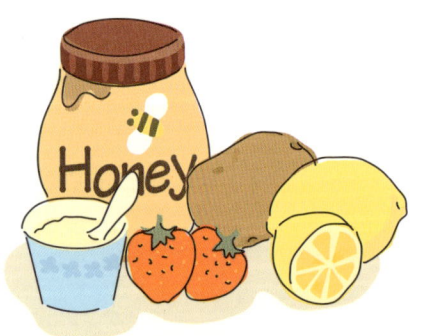

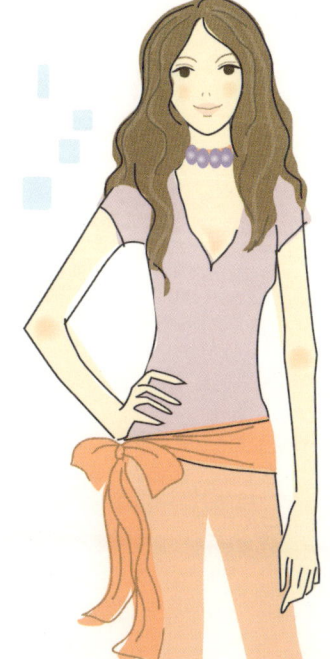

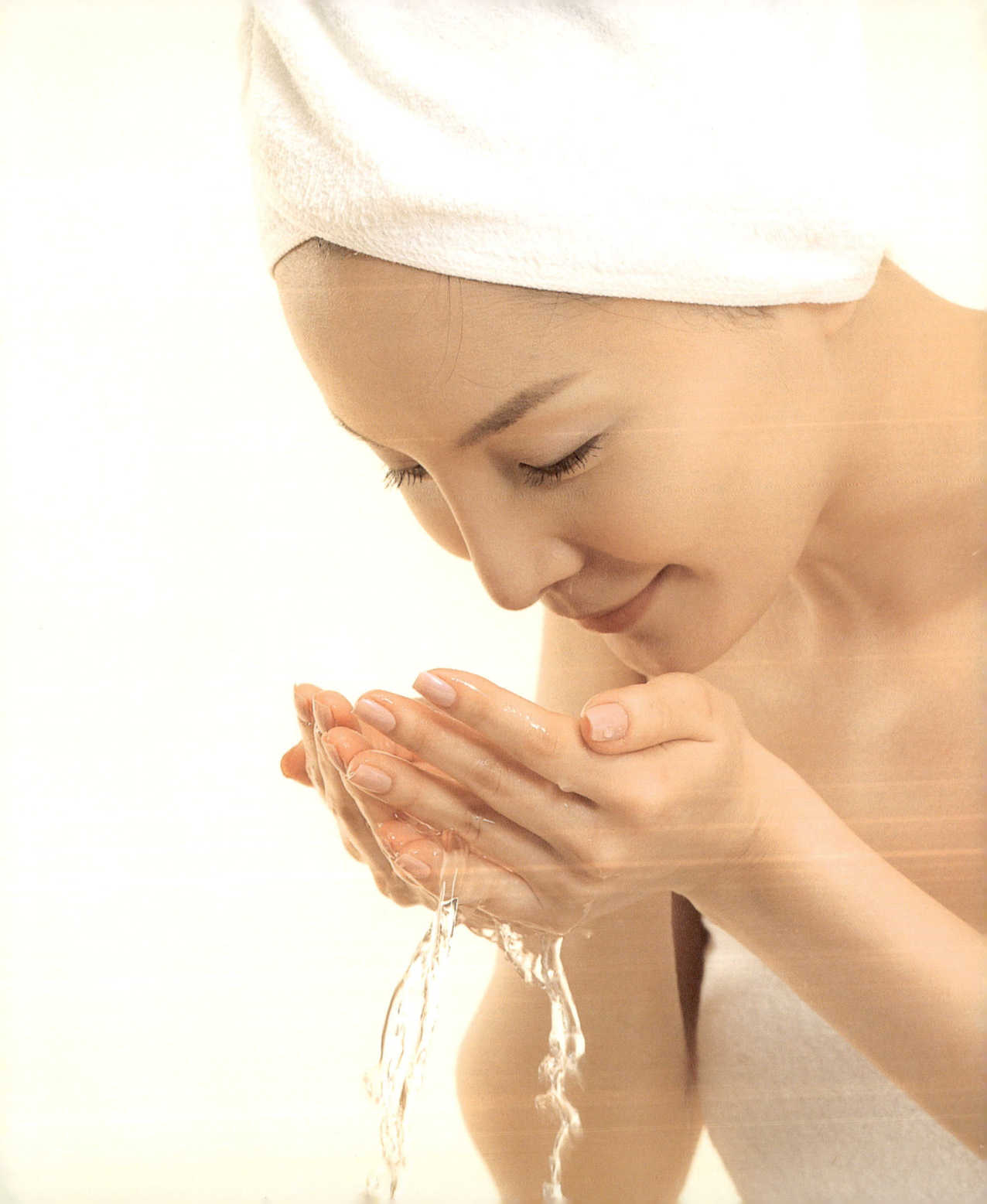

같은 나이, 다른 피부?

깨끗한 피부란

피부의 면적은 어른의 경우 평균 $1.6m^2$, 즉 90cm×180cm 정도이다. 피부만의 무게는 약3kg이지만 피하조직을 합하면 약9kg으로, 체중의 15퍼센트가량 된다. 거의 우리 인체 최대의 장기(臟器)라 할 수 있겠다.

피부는 호흡 작용, 흡수 작용, 땀이나 피지방의 배설 작용 외에 콜레스테롤이나 비타민D를 합성하는 작용을 한다. 또한 면역 물질인 사이토카인을 분비하므로 면역과도 깊은 관련이 있다. 그러나 일반적으로는 우리가 알고 있듯이 외부로부터 가해지는 자극으로부터 몸을 보호하거나 체온을 조절하고, 촉각·통각·온각 등의 지각 작용을 한다.

피부는 밖에서부터 안쪽으로 표피, 진피, 피하조직으로 나누어진다. 표피의 대부분은 각화조직(케라티노사이트)인데, 케라틴(딱딱한 단백질)을 만들어 아래쪽에 있는 진피를 보호한다. 진피는 피부의 탄력성과 단단함, 유연성을 유지하는 역할을 함으로써 외부에서 오는 충격을 완화한다.

진피의 90퍼센트를 차지하는 것이 강하고 하얀 섬유성 단백질인 콜라겐

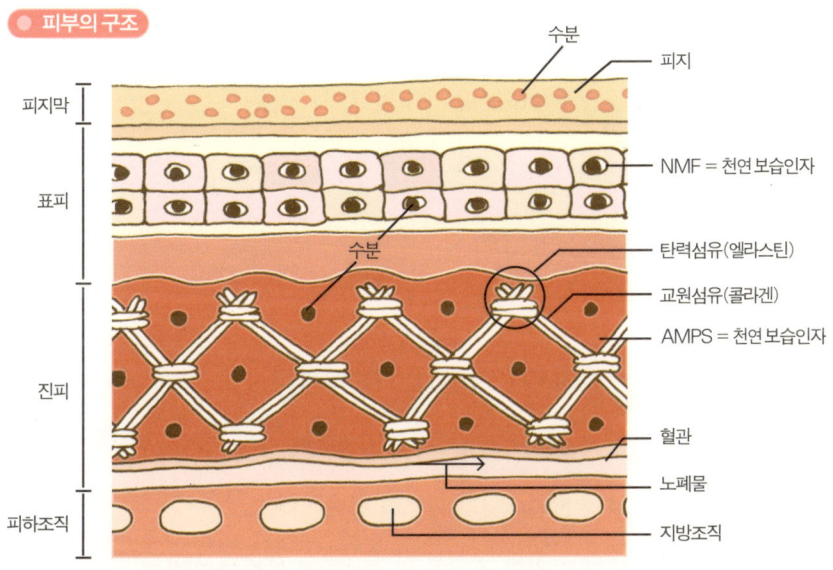

● 피부의 구조

수분

피지

피지막

표피

NMF = 천연 보습인자

수분

탄력섬유(엘라스틴)

교원섬유(콜라겐)

AMPS = 천연 보습인자

진피

혈관

노폐물

피하조직

지방조직

이고, 나머지는 늘어나는 성질이 있는 황색 섬유성 단백질인 엘라스틴이

다. 피하조직은 주로 지방으로 구성돼 있으며, 체열의 발산을 막고 피하지

방으로서 에너지를 저장하고 있다.

이와 같은 피부조직 속에는 섬유를 따라 흐르는 혈관이 있어서 영양소, 산

소, 수분을 운반하거나 피부에서 나온 노폐물을 신장이나 폐로 운반하는

역할을 한다. 또 피지선이나 땀샘은 피지와 수분을 배설함으로써 '천연

유화크림'을 만들어 피부에 윤기와 촉촉함을 더해준다.

그럼 건강한 피부란 어떤 피부를 말하는 것일까. 아래의 정리를 참조하자.

❶ 혈색이 좋은 피부

❷ 촉촉하고 윤기가 있고 부드러운 피부

❸ 피부결이 세밀한 피부

❹ 탄력 있는 피부

❺ 기미와 주근깨가 없는 피부

이런 피부는 그야말로 아기의 피부와 비슷하다. 즉, 체온이 높고 피부로의 혈액순환이 잘 되고, 피부세포에 영양·산소·수분이 충분히 공급되며, 피부의 신진대사가 활발한 상태이다.

반대로 위의 조건을 만족시키지 못하는 피부는 혈액순환이 잘 안 되고 영양·산소·수분이 충분히 공급되지 못해서 피부세포의 신진대사도 활발히 이뤄지지 않으며, 노폐물이 축적돼 기미나 주근깨가 생기기 쉬운 피부라 할 수 있다.

피부세포의 건강을 유지하기 위한 필수적인 영양소는 비타민A, B군(B$_1$, B$_2$, B$_6$, B$_{12}$ 등), C, E, 그 밖에 여러 종류의 미네랄(철분, 구리, 아연, 망간, 셀레늄)과 리놀산, 리놀렌산 같은 필수지방산이다. 그 중에서도 더욱 중요한 것은 콜라겐 합성과 깊은 관계가 있는 비타민C다.

젊어 보이는 피부,
늙어 보이는 피부

건강하고 아름다운 피부를 만들고 그 상태를 유지하는 것, 이것은 미인들이 지켜야 할 제1수칙이라 할 수 있다. 그 증거로 아름다운 여성들은 피부 그 자체가 아름답다. 탄력 있고 윤기 있는 피부는 피부 속에서부터 빛이 나며, 화장도 잘 흡수한다. 따라서 그녀들의 아름다움은 한층 더 돋보인다. 이런 아름다운 피부를 만들기 위해서는 어떻게 해야 할까?

앞에서도 이야기한 바와 같이 우리의 피부 무게는 약 3kg이다. 우리 몸 중에서 아주 무거운 장기인 동시에 우리 몸의 건강 상태와 노화 정도를 가장 잘 나타내주는 지표이다.

전문가가 아니더라도 피부를 보면 혈색의 좋고 나쁨, 윤기가 있고 없음에 따라 상대의 건강 상태를 어느 정도 판단할 수 있으며, 주름이나 기미, 피부의 탄력 정도에 따라 나이가 몇 살 정도인가를 추측할 수 있다.

일본의과대학 연구팀에서 30세부터 80세까지의 남녀 800명을 대상으로 실시한 조사에 따르면 '겉으로 보이는 나이는 그 사람의 노화 정도를 정확하게 나타낸다'고 한다.

연구팀은 먼저 '겉으로 보이는 나이와 실제 나이가 거의 같은 경우' '실제 나이보다 젊어 보이는 경우' '실제 나이보다 더 들어 보이는 경우' 이렇게 세 그룹으로 나눈 다음 생리기능 등을 체크했다. 그 결과 실제 나이와 상관없이 '젊어 보이는 그룹'은 육체적으로도 젊고, '나이 들어 보이는 그룹'은 육체적으로도 늙었다는 사실을 알 수 있었다. 즉, 젊어 보이는 사람은 몸도 젊고, 나이 들어 보이는 사람은 몸도 노화되고 있다는 것이다.

전문가가 아니더라도 주름이나 기미, 피부의 탄력 정도에 따라 나이가 몇 살 정도인가를 추측할 수 있다

이것은 '겉으로 보이는 나이'를 좌우하는 피부가 여러 가지 장기와 밀접하게 연결돼 있기 때문이다.

여러분도 일상생활에서 실감한 적이 있을 것이다. '피부는 내장의 거울'이라는 말처럼 변비가 계속되거나 과식해서 위가 헐게 되면 피부에 부스럼이 나고 좁쌀만한 뾰루지들이 생긴다. 또한 계속되는 과음으로 간의 활동이 약해지면 피부가 가무잡잡해진다.

다시 한번 피부가 하는 일에 대해 자세히 알아보자.

호흡 작용__ 호흡은 주로 폐에서 이루어지는 것으로 생각하기 쉬운데, 피부로 빨아들이는 산소의 양은 하루에 약 50ℓ나 된다.

심장의 보조 역할__ 추운 장소에 있으면 볼이 빨개진다. 이것은 피부의 혈관을 넓혀서 혈액의 흐름을 원활하게 함으로써 심장에 가해지는 부담을 덜어주기 위해 나타나는 현상이다. 피부는 바깥 공기의 변화를 느낌과 동시에 피부 밑으로 흐르는 혈관을 수축하거나 확장해 온몸의 혈류·혈압에 영향을 미친다. 또한 심장의 작용을 돕는다.

노폐물의 배설 작용__ 남아도는 불필요한 소금기나 요소, 요산, 크레아티닌, 젖산 같은 노폐물을 땀으로 배출시켜 혈액을 맑게 한다. 땀 외에도 눈에 보이지 않는 수분(수증기)이 매일 피부를 통해 800cc나 배출된다. 이것을 불감증설(不感蒸泄, insensible water loss)이라 하는데, 신장의 역할을 대신하는 것이다.

면역 작용__ 피부의 표피에는 케라티노사이트라는 세포가 있어서 사이트카인이라는 물질을 분비시켜 백혈구의 활동을 촉진하거나 항체(면역물질)의 생성을 촉진한다.

흡수 작용__ 중금속, 술파민, 스테로이드, 비타민A 등을 피부가 흡수한다.

합성 작용__ 피부의 표피세포에서 비타민D가 합성된다.

그 밖에 피부는 부드럽고 탄력이 있어서 외부에서 가해지는 물리적인 자극을 막아준다. 또한 피부의 표면은 산성(PH5.5~7.0)이어서 세균이나 곰팡이의 침입을 억제하는 작용을 한다. 그리고 혈관을 수축시키거나 확장시키면서 체온을 조절하고, 촉각·통각·온도각을 중추신경으로 전달하는 역할도 한다.

피부 노화를 촉진하는
세 가지 요인

여름의 자외선, 겨울의 건조함, 손발의 냉증…… 사계절 내내 몸에 대한 여성들의 고민은 끝이 없다. 같은 사람의 피부일지라도 계절에 따라 피부의 질이 달라지며 여러 가지 트러블을 일으킨다.

피부 노화의 3대 원인은 '건조한 환경' '자외선' '원활하지 못한 혈액순환'이다.

겨울에는 대기의 온도가 낮아지고 공기가 건조해지면서 표피세포나 각질이 수분을 빼앗겨 피부 표면의 유연성을 잃게 된다. 그 결과 피부가 거칠어지고 주름이 생기기도 한다.

자외선은 피부세포의 유전자에 상처를 입혀 노화를 촉진한다. 또한 피부암의 원인이 되기도 하며, 진피를 가로세로로 지나가는 교원(膠原)섬유(콜라겐)와 그 사이를 스프링처럼 연결하고 있는 탄력섬유(엘라스틴)를 파괴해서 피부의 탄력성을 떨어뜨린다.

파괴된 콜라겐을 회복시키기 위해서는 혈액이 운반해오는 물, 산소, 비타민C 등 여러 영양소가 필요하다. 그러므로 피부의 혈액순환이 원활하지 않으면 콜라겐을 재생시키기 어려워진다.

결국 피부의 젊음을 유지하기 위해서는 건조를 막고 자외선을 차단해서 표피세포의 수분을 충분히 유지하는 동시에 콜라겐의 생성을 촉진해야 한다.

이번에는 몸 속으로 흡수할 수 있는 영양소에 대해 알아보자.

평균 42일 만에 교체되는 표피세포를 싱싱하고 건강한 상태로 유지하기 위해서는 비타민B_3나 비타민과 같은 물질인 B_{15}(팡가민산)이 필요하다.

피부의 젊음을 유지하기 위해서는 건조를 막고 자외선을 차단해서 표피세포의 수분을 충분히 유지해야 한다

효모, 녹황색 채소, 배아, 콩 종류, 해바라기씨, 현미, 검은깨, 간, 가다랑어, 성어리, 고등어 같은 식품에 많이 포함돼 있는 비타민B_3(니코틴산 또는 나이아신)는 표피세포의 NMF(Natural Moisture Factor=천연보습인자) 생성을 촉진하고 콜라겐을 적극적으로 합성시킨다.

B_{15}은 피부를 비롯한 몸 안의 조직세포로 산소를 공급하고, 조직의 활성을 촉진하는 작용을 한다. B_{15}이 많이 포함돼 있는 식품은 현미나 씨앗 종류, 검은깨, 콩, 간 등이다.

콜라겐의 생성을 촉진하기 위해서는 비타민C, 레티노인산, 레티놀 같은 영양소를 충분히 섭취하는 것 외에도 피부 마사지(뒤에서 자세히 설명하기로 함)가 특히 중요하다.

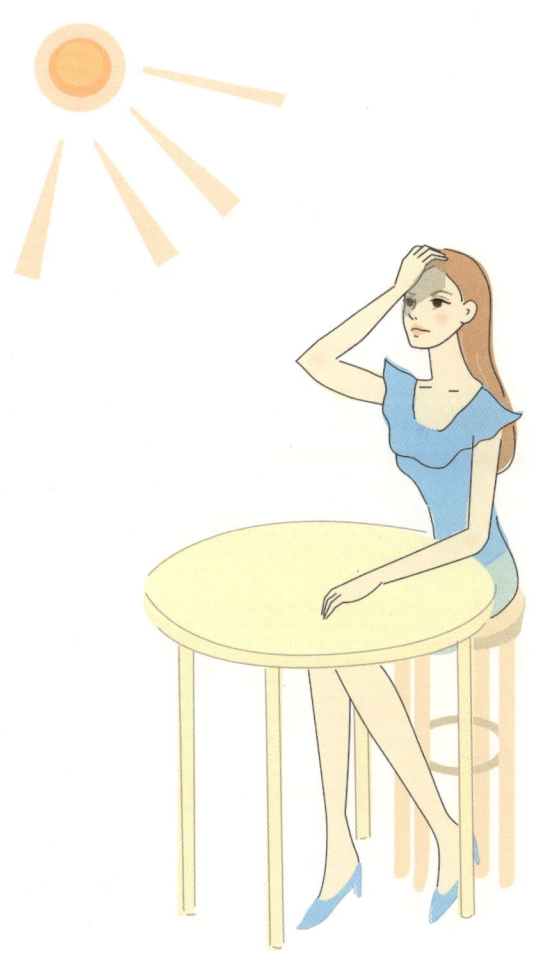

왜 혈액순환이 중요한가

혈액 속에는 피부의 젊음을 유지하고 피부병을 막기 위한 많은 영양소와 물, 산소, 면역소, 백혈구 같은 물질이 함유돼 있다. 이런 물질들이 우리 몸 구석구석까지 운반되지 않으면 피부는 깨끗하게 유지될 수 없다. 반대로 혈액순환이 원활해지면 피부세포의 신진대사 기능도 향상돼 콜라겐의 생성을 촉진할 수 있다.

더위나 추위가 심한 계절에는 에어컨이나 난방을 거늘은 실내에서만 지내는 경향이 있는데, 그렇게 되면 피부가 온도 변화를 잘 느끼지 못해서 혈액순환이 원활하게 이뤄지지 않는다. 건강을 위해서 혹은 아름다운 피부를 가꾸기 위해서라도 밖으로 나가 운동을 하거나 산책을 하는 것이 좋다.

밖으로 나가면 온도차와 더불어 신선한 공기가 피부 혈관의 확장과 축소를 촉진시켜서 혈액순환을 원활하게 한다. 운동이나 산책 등으로 적당히 몸을 움직이면 심장박동수가 올라가고 혈액순환은 더욱 잘 된다. 또한 심박수가 빨라지면 피부세포뿐 아니라 온몸의 세포로 산소와 영양분이 공급돼 신진대사가 더욱 활발하게 이뤄진다. 그러면 호르몬을 분비하는 장기들이 왕성히 활동하면서 피부에 좋은 영향을 미치게 된다.

단, 햇볕을 너무 오래 쬐지 않도록 주의해야 한다. 앞에서도 이야기한 바와 같이 자외선은 피부세포에 상처를 주어 검버섯이나 주름의 원인이 된다. 밖으로 나갈 때에는 직사광선에 15분 이상 피부, 특히 얼굴을 노출시키지 않도록 신경 써야 한다. 오랜 시간 동안 운동을 한다든지 산책을 할 경우에는 햇볕에 타지 않게 자외선 방지 크림을 골고루 바르거나 아니면 모자나 양산으로 자외선을 차단하는 것이 바람직하다.

샤워를 할 때는 더운 물과 차가운 물로 번갈아가며 해야 피부의 혈액순환이 좋아지고 신진대사 기능이 활발해진다. 그리고 끝낼 때는 반드시 찬물로 하도록 한다.

냉욕(冷浴)을 하면 몸 표면의 혈관이 수축돼 몸의 열이 빠져나가는 것을 막을 수 있다. 이는 결과적으로 몸을 따뜻하게 한다. 마찬가지 원리로 하루에 한두 번 정도 찬물로 세수하는 것도 효과적이다.

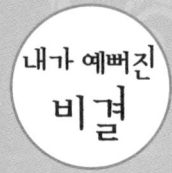

1개월 만에 깨끗해진 피부!

저는 스무 살이 되기 전에는 한 번도 피부에 관해서 고민해본 적이 없었습니다. 그런데 25세가 지나자 생리불순이 생기고 여름철만 되면 얼굴이 번들번들해지면서 기름기가 많아졌어요. 그리고 겨울이 되면 피부가 꺼칠꺼칠해지고 버짐도 피고 조금만 과식해도 다음날 아침 얼굴이 진뜩 부었습니다. 아마 근무시간이 불규칙하다 보니 피부 상태가 눈에 띄게 불안정해진 것 같아요.

비싼 화장품도 써보고 천연화장품도 써보고 좋다는 화장품은 다 써봤지만 원래 상태로 돌아오지 않았습니다. 게다가 저는 장시간 서서 일하기 때문인지 다리가 심하게 붓고 잠을 자도 쉽게 피로가 풀리지 않았습니다.

혹시 병이 난 것은 아닐까 해서 제가 근무하는 병원은 물론이고 다른 병원에서도 검사를 받아보았어요. 하지만 아무 이상도 없었습니다. 마지막으로 지푸라기라도 잡는 심정으로 방문한 곳이 이시하라 선생님의 클리닉이었습니다.

선생님은 먼저 제 손발을 만져보더니 몸이 냉하다고 하며 "평소 체온이 몇 도나 됩니까?"라고 물었습니다. 35.8도라고 대답하니까 아침에는 증세가 심하다가 점심때가 지나면 좀 나아지지 않느냐고 물었죠. 전 깜짝 놀랐습니다. 정말 그랬거든요. 선생님께서는 이렇게 이야기했어요. "몸이 어느정도 따뜻해야 원기가 생기는데 지금 당신 몸은 무척 차갑습니다. 피부와 컨디션이 좋지 않은 것은 이 때문입니다."

선생님은 어떻게든 몸을 따뜻하게 하고, 소금이나 된장·간장·치즈·장아찌 등등 몸을 양성으로 보존하는 식품을 많이 먹어서 대사를 활발하게 하라고 했습니다. 그리고 체온을 높이기 위해서 워킹 같은 적당한 운동을 꾸준히 하고 또 매일매일 전신욕에서 반신욕, 마지막에는 냉욕으로 혈액순환을 활성화하는 습관을 가지라고 했죠. 또한 생강을 갈아서 만든 생강차를 하루에 5~6잔 정도 마시라고 당부했습니다. 언뜻 보기에도 생활습관만 개선하는 쉬운 방법들이었습니다.

약에 의존하지 않고, 본래 몸이 가지고 있는 기능을 활성화시킴으로써 몸 상태를 개선하는 방법이라는 점에서 저는 당장 실천하기로 마음먹었습니다.

몸의 변화가 느껴지기 시작한 것은 1개월째 되는 날이었습니다. 그때까지는 아침에 일어나면 몸이 나른해서 어쩔 줄 몰랐는데, 그날은 아주 푹 잔 느낌이었죠. 세수를 할 때는 물이 피부에 닿는 감촉이 아주 좋았고, 피부가 변한 것 같았습니다.

그 후 6개월 만에 체온이 36.6도까지 올라갔습니다. 그즈음 생리 주기도 일정해졌고 잠자리에서 일어날 때마다 기운이 솟아나 오랫동안 근무해도 다리가 붓거나 나른하지 않았습니다.

동시에 엘레나 선생이 권한 허브팩을 계속했는데, 정말 피부 상태가 확 달라졌습니다. 끈적거림, 꺼칠꺼칠함이 없어져서 마치 스무 살 때로 돌아간 것 같았습니다.

출근할 때 보온병에 생강홍차를 담아가지고 가서 마시니까 동료들도 따라 하기 시작했는데, 지금은 그들의 상태도 아주 좋아졌답니다. 살벌했던 간호사 대기실이 환하게 밝아졌지요. 다들 선생님께 진심으로 고마워합니다.

– E씨(30세, 간호사)

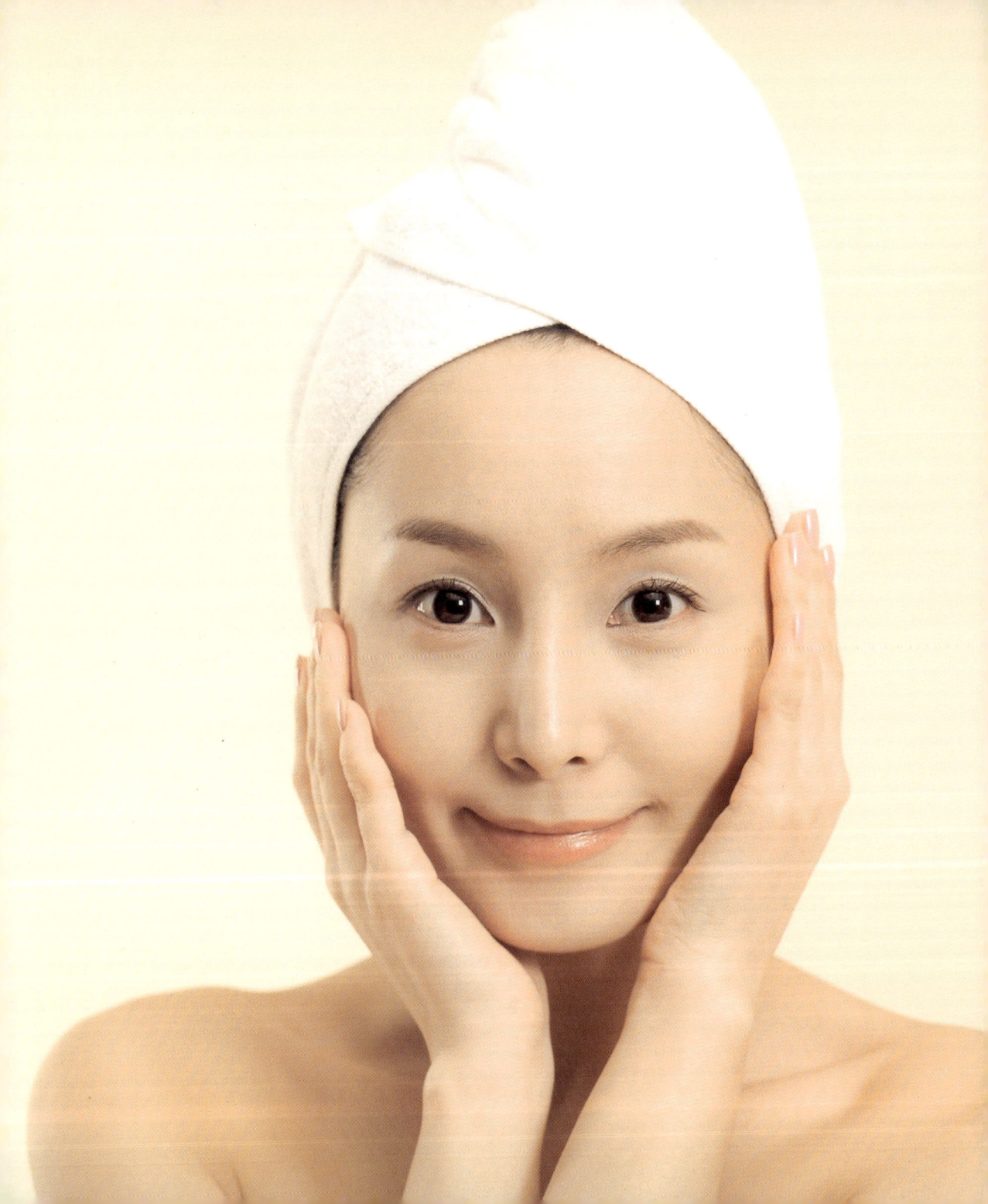

몸 속부터 따뜻하게!

몸이 따뜻하면 젊어진다

목욕이나 운동으로 땀을 흘리고 나면 피부가 부드러워지고 빛이 난다. 그래서 그런지 검버섯이나 기미 같은 잡티들도 옅어지면서 좀더 젊게 보인다. 또 갑상선기능항진증(바세도우씨병)을 앓고 있는 사람의 피부는 섬세하고 촉촉해서 젊어 보인다.(갑상선기능항진증은 신진대사를 촉진시키는 호르몬의 과잉분비로 일어나는 병으로 평소 체온이 높다.)

즉, 체온이 높아지고 피부의 혈액순환이 원활해지면 영양소나 산소, 수분이 피부세포로 원활히 공급되고 피지선이나 땀샘에서 나오는 피지나 땀의 분비량도 늘어나, 피부는 촉촉해지고 빛이 나며 노폐물도 잘 배출된다. 또한 피부색이 밝아지고 색소 침착도 일어나지 않는다.

반대로 몸이 차가워져서 혈액순환이 원활하지 못하면, 피부는 거칠어지고 거무칙칙해지며 검버섯이 올라와 젊음을 잃게 된다.

따라서 피부를 젊고 아름답게 유지하기 위해서는 먼저 피부와 몸을 따뜻하게 하여 혈액순환을 원활하게 하는 것이 중요하다.

몸이 찌뿌드드하다?

여성들이 주로 고민하거나 앓고 있는 어깨 결림, 두통, 어지럼증, 현기증, 생리불순·생리통, 다크서클, 잡티, 멍(피부 밑 출혈), 하지정맥류 등에 효과적이며, 피부에도 좋고 미용제로도 쓰이는 한방약 중에 계지복령환(桂枝茯苓丸)이라는 것이 있다. 이것은 한방에서 어혈(瘀血)을 풀어주는 데 쓰는 약이다.

어혈의 '어(瘀)'는 '정체되다'라는 뜻으로, 서양의학적으로는 정맥의 혈액순환 불순을 말한다. 따라서 어혈 상태가 되면 모세혈관의 확장으로 인해 얼굴이 상기되고 잇몸이 보랏빛을 띠거나 눈 밑의 다크서클, 홍반(손바닥 빨개짐)이 생긴다. 또한 모세혈관의 출혈로 인한 멍이나 항문지정맥의 혈액순환 불순 때문에 생기는 치질, 하지정맥류 등 여러 종류의 증상이 나타나게 된다.

어혈, 즉 혈액순환 불순은 냉증과 운동 부족이 주요 원인이다. 운동을 하면 근육이 움직이고, 근육의 수축과 이완이 함께 일어나면서 근육 내의 혈관도 수축 또는 확장돼(이를 milking action, 즉 우유를 짜는 효과라고 한다) 혈액순환이 좋아지기 때문이다. 또한 혈액 속의 성분이 너무 많거나 적을 때 노폐물이 너무 많을 때도 혈액이 끈적끈적해지면서 혈액순환 불순이 일어난다.

따라서 혈액순환이 나빠지면, 마치 작은 시냇물이 막혀 시궁창이 되는 것 같이 혈액 속에도 잉여물이나 노폐물이 쌓이면서 혈액이 탁해져 '어혈' 상태가 된다.

이렇게 탁해진 혈액이 우리 몸 속의 60조 개나 되는 세포와 접촉하게 되면 세포는 상하고 만다. 그러면 질병이 생길 위험이 높아지기 때문에 우리 몸에서는 탁해진 피를 어떻게든 처리하려는 반응이 나타나게 되는데, 그런 반응 중 하나가 바로 출혈이다.

어혈 상태가 되면 모세혈관의 확장으로 인해 얼굴이 상기되고 잇몸이 보랏빛을 띠거나 눈 밑의 다크서클, 홍반이 생긴다

어혈이 있을 때에도 멍이나 코피, 잇몸 출혈, 치질 출혈이나 생리 때의 과다출혈 등 '출혈' 증상이 나타난다. 이는 더러워진 피를 밖으로 내보냄으로써 피를 깨끗하게 하려는 반응이라고 생각해도 좋다.

따라서 아름다운 피부를 만들기 위해서는 이와 같은 여성 질환을 예방하고 개선해 혈액을 깨끗하게 해야 한다. 그러기 위해서는 혈액순환을 원활하게 하는 것이 제일 중요하다.

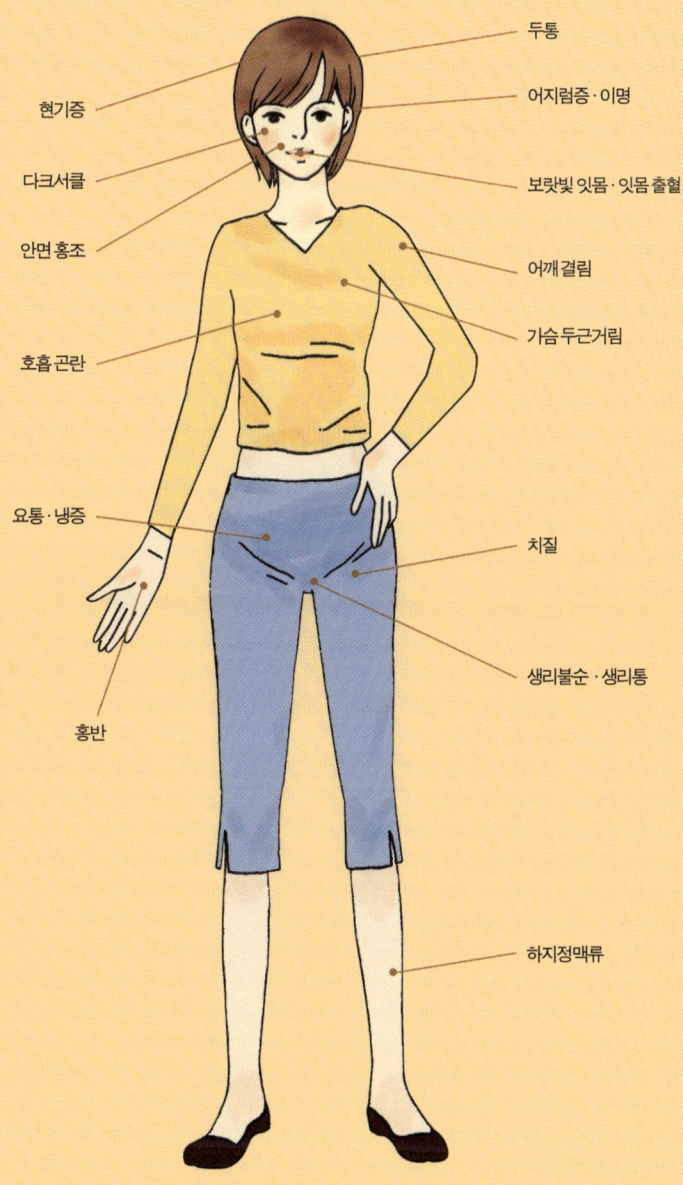

두통

현기증

어지럼증·이명

다크서클

보랏빛 잇몸·잇몸 출혈

안면 홍조

어깨 결림

가슴 두근거림

호흡 곤란

요통·냉증

치질

생리불순·생리통

홍반

하지정맥류

38.6도로 체온을 높이자

인간은 체온이 높고 적혈구가 많은 상태로 태어나 점점 나이를 먹으면서 흰머리가 생기고 백내장을 앓게 되고 피부에 백반이 생기는 등 전체적으로 흰색으로 변해간다. 그리고 서서히 죽음을 맞이하게 된다. 겨울에 내리는 눈의 색이 희듯이 흰색은 차가운 색이다.

체열이 높은 아기의 피부는 말랑말랑하고 실크처럼 부드럽지만, 노인의 피부는 거칠거칠하고 굳은살이 많이 박여 있다.

지구상의 물체는 차가워지면 당연히 딱딱해진다. 식물을 냉장고에 넣어두면 딱딱해지고, 물을 얼리면 얼음이 되고, 누구나 추운 곳에 있으면 손이 굳는다.

최근 들어 우리의 체온, 특히 40세 이하의 체온은 놀라울 정도로 낮아지고 있다. 의학사전을 찾아보면, 평균체온은 36.8도에서 0.34도 내외라고 되어 있는데, 40세 이하, 특히 30세 이하 중에 36.8도의 체온을 유지하고 있는 사람은 거의 없다. 일반적으로 35도 정도이며, 체온이 높은 경우라 해도 36.2∼3도에 불과하다. 즉, 지금의 젊은이들은 피부가 거칠고 굳어 있다는 뜻이다. 이는 피부의 노화가 빨리 올 수 있다는 사실을 암시한다.

몸이 차가워지면 피부뿐 아니라 몸 전체의 신진대사 기능이 저하돼 여러 가지 질병에 걸리기 쉽다. '몸이 차가워지면 몸이 굳는다'는 말은 체표면의 피부만 굳는 것을 말하는 것이 아니다. 동맥경화, 심근경색, 뇌경색, 자궁근종, 난소종양, 암 등에 걸리기도 쉽다는 뜻이다. 사실 암세포는 35.0도에서 가장 많이 증식한다. 또한 1도의 체온이 떨어질 때마다 신진대사 기능은

의학사전을 찾아보면, 평균체온은 36.8도에서 0.34도 내외라고 되어 있는데, 특히 30세 이하 중에 36.8도의 체온을 유지하고 있는 사람은 거의 없다

12퍼센트 정도 저하되므로, 같은 칼로리의 음식을 먹더라도 12퍼센트나 더 살이 찌게 된다. 무엇보다 몸이 차가워지면, 온몸의 혈액순환이 원활히 이뤄지지 못해 어혈이 생긴다.

몸을 따뜻하게 하는 방법

입욕

몸을 따뜻하게 하는 방법 중에서 가장 간단하고도 효과가 즉시 나타나는 것이 바로 목욕이다.

42도 이상의 뜨거운 물은 교감신경을 긴장시키므로, 아침에 일어나기 어려운 사람은 아침 목욕을 하면 활기차게 하루를 시작할 수 있다. 또한 식욕억제 효과도 기대할 수 있다.

38~41도의 따뜻한 물은 부교감신경의 활동을 활발하게 하므로 기분을 안정시키고 고혈압·불면증·식욕 부진에 좋은 것은 물론이요, 어혈을 개선하는 데도 크게 도움이 된다.

입욕(入浴)은 온열로 혈관을 확장시키는 작용을 하므로 혈액순환을 촉진하고, 피부나 내장으로 공급되는 산소와 영양소의 양을 늘린다. 그리고 간이나 신장의 노폐물 배설을 촉진시키고 혈액을 정화해 아름다운 피부를 만들 뿐 아니라 내장 병을 예방하는 데도 도움을 준다.

또한 입욕으로 인해서 체온이 높아지면 땀구멍을 통해 피지방이 많이 분비돼 피부 표면의 더러움이나 병균이 씻겨나가게 된다. 게다가 땀샘에서 나오는 땀과 섞여서 피지막이 생기는데, 이는 피부에 윤기를 줘 촉촉하게 하는 효과를 발휘한다.

사우나욕도 입욕과 마찬가지로 온열 효과를 기대할 수 있다. 땀과 피지방 분비로 피부가 깨끗해질 뿐만 아니라 갑상선의 활동을 촉진시킴으로써 원활한 신진대사를 도와 섬세하고도 촉촉한 피부를 만들어준다.

몸을 따뜻하게 하는 방법 중에서 가장 간단하고도 효과가 즉시 나타나는 것이 바로 목욕이다

약탕은 식물의 '혈액'이라고 할 수 있는 정유(精油)향 성분이 코 점막을 통해 혈액으로 흡수된 후 뇌로 전달돼 신경을 이완시키는 효과가 있다. 그리고 내분비(호르몬) 계통이나 면역 계통을 자극해 심신의 건강을 증진시킨다. 또한 뜨거운 물에서 우러나온 정유 성분이나 여러 가지 비타민, 미네랄 성분이 피부의 표면을 얇게 코팅해서 아름다운 피부로 만들어주고 목욕 후의 보온에도 도움을 준다.

물이 미지근하면 약초의 성분이 충분히 우러나오지 않기 때문에, 40도 이상의 뜨거운 물에서 10~15분 정도 입욕하는 게 좋다.

다음에 깨끗한 피부를 만드는 데 효과적인 입욕제의 재료와 사용방법을 소개해보았다.

입욕제의 사용법과 효과

재료	사용법	효과
천연소금	굵은소금을 한 주먹 탕에 넣고, 목욕 후에 샤워로 씻어낸다	냉증 개선 · 다이어트 · 감기 예방
생강	생강 1개를 갈아서 직접 또는 거즈 주머니에 넣어서 탕에 담근다	냉증 · 신경통 · 요통 · 류머티즘 · 감기 예방 · 불면증
무화과나무	생나뭇잎 또는 마른 나뭇잎을 3~5장 잘라서 넣는다	신경통 · 류머티즘 · 치질 · 변비
국화	생잎 또는 건조시킨 잎을 거즈 주머니에 넣어 탕에 담근다	엽록소의 살균 작용으로 상처를 빠르게 치유
벚꽃	생잎 또는 건조시킨 잎 몇 상을 탕 속에 넣는다	습진 · 땀띠
창포	창포 전체(뿌리 · 줄기 · 잎)를 씻어서 그대로 탕에 넣는다	식욕 증진 · 피로 회복 · 냉증 · 피부병
무	햇볕에 일주일쯤 말린 무잎 5~6장을 삶아서 즙을 탕에 섞는다	냉증 · 신경통 · 부인병(생리통 · 대하)
장미	꽃잎 몇 장을 탕에 넣는다	스트레스 · 숙취
비파나무	생잎 또는 건조시킨 잎 5~6장을 탕에 넣는다	습진 · 땀띠 · 피부염
귤	3~4개 정도의 귤껍질을 햇볕에 말려 탕에 넣는다	냉증 · 감기 초기 · 스트레스 · 기침
복숭아	작게 자른 잎을 거즈 주머니에 넣어 탕에 담근다	습진 · 피부병 · 아토피
유자	1개를 반으로 잘라 탕에 담근다	신경통 · 류머티즘 · 트고 갈라진 손발
쑥	생잎 또는 건조시킨 잎 8~10장을 탕 속에 넣는다	냉증 · 치질 · 월경 과다 · 자궁근종
레몬	1개를 얇게 썰어 탕 속에 넣는다	피부 개선 · 스트레스 · 불면증

근육운동

사람의 열은 40퍼센트 이상이 근육에서 발생한다. 특히 근육이 발달한 보디빌더들의 경우, 체열의 약 80퍼센트가 근육에서 발생한다.

따라서 근육운동을 하면 몸이 따뜻해지고, 피부의 혈액순환도 좋아져서 깨끗한 피부를 만드는 데 많은 도움이 될 것이다. 텔레비전에서 하는 운동 경기를 봐도 알겠지만 씨름선수, 야구선수, 축구선수 등 격렬한 운동을 하는 사람들의 피부는 아름답게 빛난다. 그 이유는 운동을 하면 혈액순환이 좋아질 뿐 아니라, 땀샘과 피지선으로 땀과 피지방이 대량 분비되어 피부가 자연스럽게 코팅되기 때문이다.

그런데 막상 운동을 할라 치면 스포츠센터에 가야 한다든지 신발이나 복장을 준비해야 한다든지 시작하는 것부터가 번거로운 경우가 많다.

물론 평소 운동을 하고 있는 사람은 꾸준히 하는 것이 중요하겠지만, 지금부터 시작하려는 사람은 일상생활에 무리를 주지 않으면서 할 수 있는 운동을 선택하는 것이 오래 지속할 수 있는 비결이다.

그래서 가장 쉽게 시작할 수 있는 것이 워킹이다. 하루 만 보를 목표로 걷는 것이 제일 좋지만 그럴 시간이 없는 사람은 출퇴근할 때 한 정거장쯤 걸어가거나 점심시간에 산책을 하는 등 지속적으로 할 수 있는 방법을 찾는 것이 좋다.

스쿼트 운동

너무 바빠서 걸을 시간조차 없는 사람은 입욕하기 전이나 잠시 짬이 날 때마다 스쿼트 운동을 하면 대단한 운동 효과를 얻을 수 있다. 스쿼트(squat)는 '쪼그리고 앉다' 라는 뜻인데, 어깨 폭보다 조금 넓게 다리를 벌리고 서서 양손은 머리 뒤쪽에서 살짝 맞잡고, 그 자세로 숨을 들이마시면서 쪼그리고 앉았다가 숨을 내쉬면서 일어서는 간단한 운동이다.

지금부터 시작하려는 사람은 일상생활에 무리를 주지 않으면서 할 수 있는 운동을 선택하자

처음에는 10회 정도 반복하면(1세트) 숨이 차기 때문에 조금 쉬어가며 전체 5세트(50회) 정도 실행하면 좋다. 익숙해져서 이것으로는 부족한 듯하면 1세트에 15회씩, 전체 세트 수를 7세트로 늘린다. 양손에 책이나 가벼운 덤벨을 들고 하면 하반신 근력 강화에 너욱더 도움이 된다.

인간의 근육은 70퍼센트 이상이 허리 아래쪽의 하반신에 있으므로, 스쿼트 운동을 하면 근육운동을 통해 체열을 높이는 데 효과 만점이다.

1 양손은 머리 뒤에서 맞잡고 다리를
어깨 폭보다 약간 넓게 벌리고 선다

3 숨을 내쉬면서 일어선다

2 숨을 들이마시면서 몸을 쪼그
려 앉는다

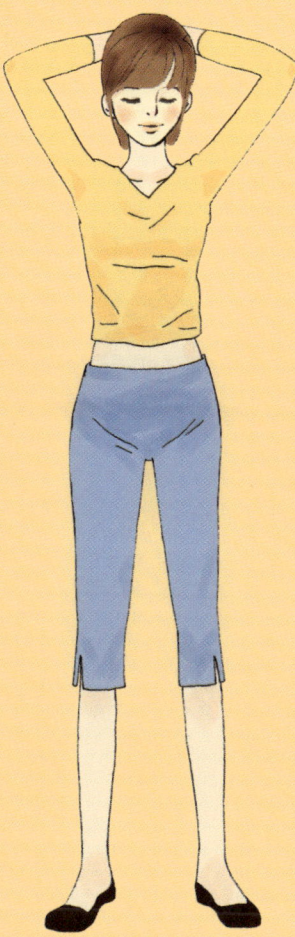
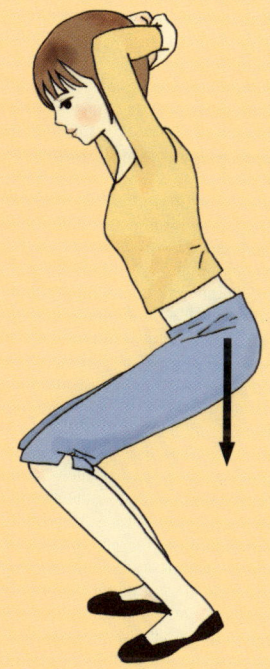
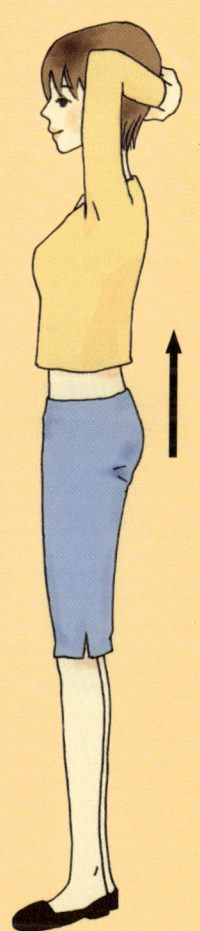

아이소메트릭스 운동

스쿼트와 마찬가지로 언제 어디서나 가볍게 할 수 있을 뿐 아니라 근육을 자극하여 체열을 생산하고 혈액순환 촉진에 뛰어난 효과를 발휘하는 운동으로 아이소메트릭스(isometrics) 운동이 있다. 마찬가지로 입욕 전이나 시간이 날 때마다 하도록 한다. 아래 그림과 같이 6개의 기본동작을 각각 7초 동안 실행한다. 1세트를 하는 데 42초밖에 안 걸리므로 횟수에 너무 신경 쓰지 말고 피곤하지 않을 정도로 실행한다.

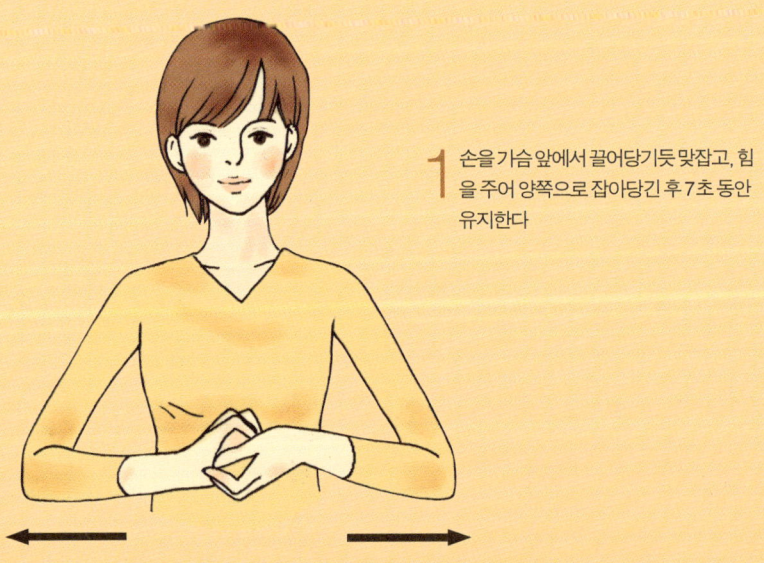

● 이렇게 하세요

1 손을 가슴 앞에서 끌어당기듯 맞잡고, 힘을 주어 양쪽으로 잡아당긴 후 7초 동안 유지한다

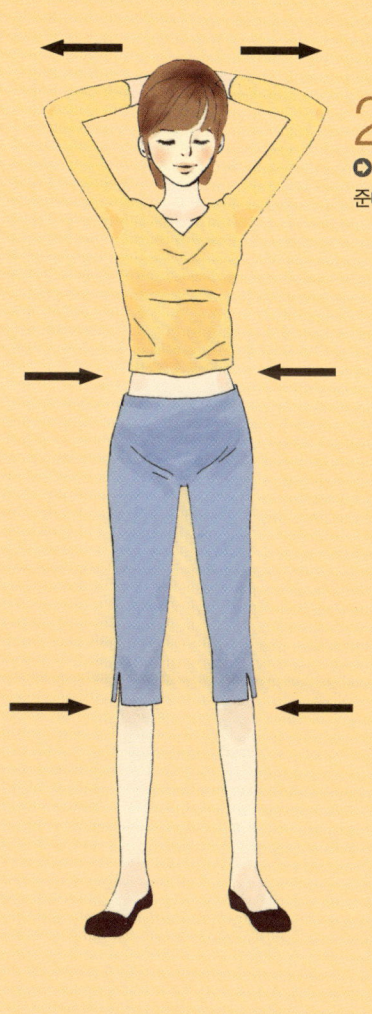

2~4 양손을 잡은 채로 머리 뒤로 돌려
서 7초간 양쪽으로 잡아당긴다
▶7초간 배에 힘을 준다 ▶7초간 양 다리에 힘을
준다

5 엉거주춤한 자세로 앉아 엉덩이부
터 다리 쪽으로 7초 동안 힘을 준다

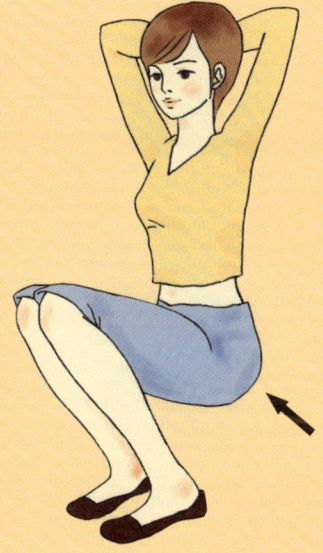

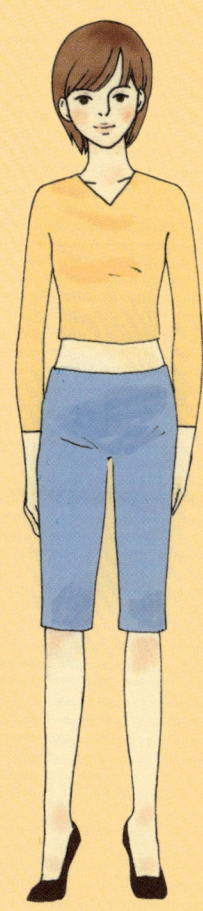

6 자세를 똑바로 한 상태에서 발끝
으로 서서 7초간 유지한다

과식을 피해라

과식은 혈액 속의 노폐물이나 콜레스테롤, 지방 같은 잉여물을 생산하여 혈액을 더럽히고, 발진이나 거친 피부를 만드는 원인이 된다. 어떤 사람은 초콜릿이나 땅콩 등을 너무 많이 먹으면 곧바로 부스럼 같은 것이 생기기도 한다. 과식이 초래하는 피해는 그것뿐만이 아니다. 지금까지 밝혀진 연구 결과에 따르면 과식은 노화를 촉진한다. 그리고 사람에게 노화가 가장 쉽게 드러나는 곳이 피부이다.

미국의 생물학자인 K. 맥케이는 100마리의 쥐를 A군과 B군으로 나눈 다음 A군에게는 일반적인 양의 먹이를, B군에게는 A군에게 준 양의 60퍼센트를 주는 실험을 했다. 그 결과 B군의 쥐가 A군의 쥐보다 2배나 더 장수했다는 연구 결과가 나왔다.

미국에서는 비만뿐 아니라 노화까지 예방하는, 즉 젊어지는 건강법으로서 VLC(Very Low Calories=극저 칼로리) 다이어트가 오랫동안 인기를 끌기도 했다.

몸을 따뜻하게 하는 음식,
차게 하는 음식

젊은 세대의 체온이 점점 낮아지고 있는 주요 원인으로는 교통기관의 발달이나 전기청소기, 세탁기의 보급으로 인한 운동 부족을 꼽을 수 있다. 하지만 식생활 문제 또한 결코 간과할 수 없는 큰 원인이다. 현대인들은 몸을 차게 하는 음식을 너무나 많이 먹는다.

우리는 눈(雪)을 보면 차다고 생각하고, 태양이나 불을 보면 뜨겁다고 생각한다. 흰색·파란색·녹색은 '차가운 색'이고, 붉은색·검은색·주황색은 '따뜻한 색'이다.

대부분의 사람들이 이렇게 색깔을 기준으로 몸을 따뜻하게 하는 음식과 차게 하는 음식을 판단하는데, 커피(에티오피아 원산)·토마토(남미 원산)·카레(인도 원산)는 색이 진해도 몸을 차게 하는 음식으로 분류된다. 이것은 색깔보다는 산지를 우선시하기 때문이다. 이를테면 남쪽에 사는 사람들은 아주 더운 데서 생활하므로 그곳에서 나오는 음식은 몸을 차갑게 하는 음식이다.

몸을 차갑게 하는 음식을 너무 많이 먹으면 체온이 떨어져 혈액의 흐름이 제대로 이뤄지지 못하면서 혈액 속에 노폐물이나 잉여물이 많아진다. 그래서 어혈이 생기고 피부가 거칠어지거나 온갖 질병에 걸리게 되는 것이다. 반대로 몸을 따뜻하게 하는 음식은 혈액의 흐름을 좋게 하여 어혈을 개선하고, 영양소와 산소를 피부로 충분히 공급해 피부를 싱싱하고 젊게 만든다.

몸을 따뜻하게 하는 양성식품·차갑게 하는 음성식품

양성식품(붉은색·검은색)	음성식품(파랑색·흰색)
소금(천연소금)	빵
말린 매실, 단무지 같은 장아찌	우유
된장·간장	식초
치즈	식물성 기름·버터
어패류·생선	정제 백설탕
메밀	카레
현미	화학약품
흑설탕	청량음료
청주·적포도주	맥주·위스키
따뜻한 물을 섞은 소주	커피·녹차
마늘	과자류·케이크
생강	두부
뿌리류(우엉·당근·연근·산마 등)	토마토
팥·검은콩	야채류(상추·오이 등)
검은깨	열대·온대(남방)의 과일(바나나·파인애
홍차	플·망고·감·레몬·수박·참외 등)

배설해야 아름다워진다

'코가 조금만 낮았어도 세계의 역사는 바뀌었을 것이다'라는 말이 있을 정도로 미인이었던 클레오파트라의 아름다움과 관련해서 여러 속설이 전해온다. '매일 아로마 목욕을 했다' '마법의 허브를 매일 마셨다' '식물성 기름을 화장품으로 사용했다' 등등. 그러나 클레오파트라 연구가인 에스테레 엘런은 클레오파트라의 미(美)의 비결로 센나(senna, 생약의 일종)를 첫번째로 꼽는다. 즉, 완화제(변을 무르게 하는 약)인 센나로 대장을 청소함으로써 매력을 배가하고 아름다운 피부를 유지했다는 것이다.

우리가 경험한 바대로, 변비가 생기면 피부가 거칠어지고 습진이 생기며 피부색이 거무스름해진다. 대변으로 내보내야 할 노폐물이나 부패물이 혈액에 흡수되고, 우리 몸에서는 조금이라도 혈액을 깨끗이 하기 위해 그것을 피부로 배출시키기 때문이다. 따라서 변비를 예방하고 장 속을 깨끗이 하는 것이 피부를 아름답게 유지하기 위한 최상의 방법이라 할 수 있다.

변비를 해소하기 위해서는 일반적으로 수분을 많이 섭취하고 생야채를 자주 먹으라고 한다. 몸이 따뜻한 사람의 변비에는 이런 처방이 적절할 수도 있다. 하지만 대부분의 여성들이 앓고 있는 변비는 장이 차가워져서 그 움직임이 저하되기 때문에 생긴다. 따라서 장을 따뜻하게 하면서 변을 배출할 수 있는 방법을 연구해야 한다. 수분이나 생야채를 대량으로 섭취하면 오히려 장을 차갑게 해 변비를 악화시킬 수도 있다.

여기서는 몸을 따뜻하게 해서 변비를 해소하는 특별한 메뉴를 소개하기로 한다. 다음에서 나에게 가장 잘 맞는 한두 가지 메뉴를 찾아서 자주 먹으면 된다.

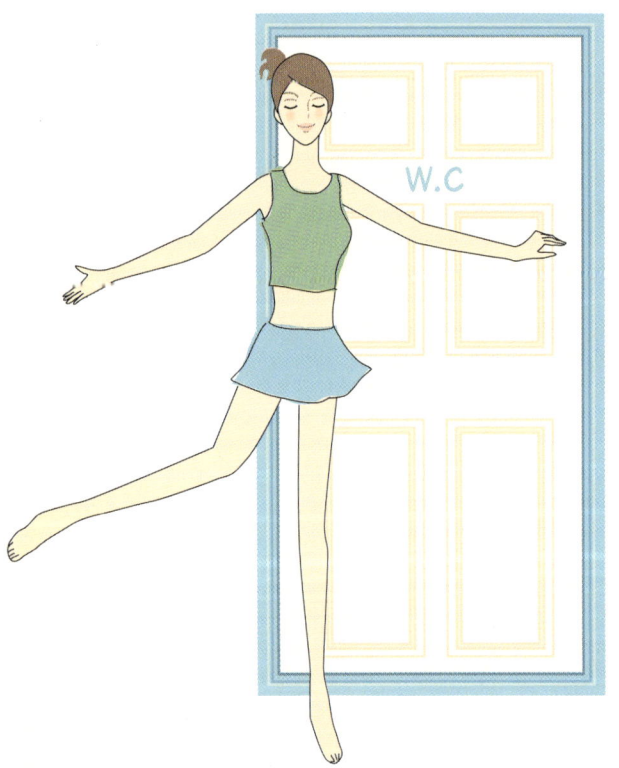

몸을 따뜻하게 해서 변비를 해소하는 특별 메뉴

메뉴	섭취법
팥	장을 따뜻하게 하면서 완화제 역할도 하므로 팥밥이나 삶은 팥을 매일 먹는다. 삶은 팥은, 팥 50g을 600cc의 물로 부드럽게 삶아서 소량의 꿀이나 천연소금으로 간을 맞춰 국물과 함께 먹는다.
검은깨	철분과 몸을 따뜻하게 하는 미네랄이 많이 포함돼 있고 식물섬유 함유량도 높으므로 밥에 검은 깨소금을 뿌려서 먹는다. 깨소금은, 검은깨 8~9 : 천연소금 1~2 비율로 프라이팬에 볶은 다음 살짝 갈아서 만든다.
사과	사과 펙틴(식이섬유)은 장을 따뜻하게 하고 완화 작용도 뛰어나므로 갈아서 매일 1~2개씩 먹는다.
말린 자두	완화 작용이 뛰어나고 장을 따뜻하게 하면서 변을 잘 보게 해주므로 매일 몇 개씩 먹는다.
해초류	식이섬유가 많이 포함돼 있으므로, 미역된장국이나 볶은 톳(녹미채) 등 가능하면 불에 익혀서 매일 먹는다.
알로에	알로에잎 5~6장을 깨끗이 씻어서 가시를 잘라내고 얇게 저민 것을 물 1~2컵과 함께 냄비에 넣고 물이 반으로 줄 때까지 졸여서 그 물을 큰 스푼으로 한 스푼씩 하루 2~3회 마신다. 마시기 어려우면 꿀을 적정량 섞어도 좋다(꿀도 완화 작용을 함).

아름다움을 만드는 식품

해초

미역, 톳, 다시마 같은 해초류에는 식이섬유가 풍부하게 함유돼 있으므로, 변비 개선이나 혈액 정화에 큰 도움을 준다. 또한 이런 식품에는 여러 가지 비타민이나 미네랄이 야채의 몇 배나 포함돼 있다. 특히 요오드의 함유량이 높다는 사실은 특히 염두에 두어야 할 것이다. 요오드는 갑상선호르몬의 주성분이 되며, 신진대사 기능을 높이고 젊음과 건강을 유지시켜주며, 특히 부드럽고 윤기 있는 피부를 만드는 데 도움이 된다.

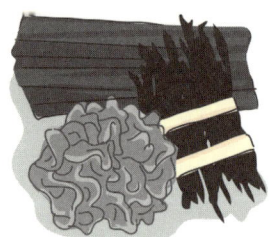

굴

일본 헤이안 시대의 의사인 탄바노 야스요리가 쓴 의학서 『이신호』에서는 굴의 효능을 이렇게 정의하고 있다. "굴은 몸을 강하게 하고 피부를 아름답게 하며 수명을 늘린다."

현대의학의 관점에서 살펴봐도 굴의 미끈미끈한 성분인 무코 다당류가 피부세포의 보수성(保水性)을 높여서 피부를 젊게 유지하고, 다량 포함돼 있는 아연이 아름다운 피부를 만드는 데 크게 이바지한다는 사실을 확인할 수 있다. 또한 함류(含硫) 아미노산인 타우린이 혈액의 흐름을 좋게 하고, 피부에 영양·산소·수분을 적극적으로 공급하는 것도 피부를 아름답게 하는 요인이다.

버섯

버섯에는 식이섬유가 40퍼센트나 함유돼 있어서 장 속을 정화시켜 변비를 개선하고 혈액을 깨끗하게 한다. 또 적게 먹어도 포만감을 주는 반면 칼로리가 낮기 때문에 다이어트 식품으로도 적당하다.

버섯에 많이 포함돼 있는 다당류는 면역력을 높여서 여러 가지 질병을 예방하는 데도 도움을 준다. 또한 버섯에 독특한 매끄러움을 주는 무틴은, 피부세포의 보수성을 높여 아름다운 피부를 만들어준다.

깨

깨에는 동맥경화를 예방하고 온몸의 혈액 흐름을 원활하게 하여 젊음을 유지시켜주는 리놀산이나 올레인산 같은 식물성 지방과 비타민E, 그리고 피부세포의 건강을 지키는 데 꼭 필요한 아연이 많이 포함돼 있다.

또한 노화와 만병의 원인이 되는 활성산소를 제거하는 항산화 물질인 참깨 리그난(세사민, 세사몰 등)도 풍부하게 들어 있어서 활성산소로 인한 기미나 색소 침착, 콜라겐의 파괴로 인한 주름을 예방하는 효과를 기대할 수 있다.

고구마

한방에서는 고구마를 일컬어 '보중익기(補中益氣), 관장통변(寬腸通便), 즉 위장의 활동을 좋게 해서 대변의 배설을 촉진하고, 기력·체력을 돋운다고 한다. 실제로 고구마 종류인 산마는 식이섬유를 많이 포함하고 있는데다가 반으로 잘랐을 때 나오는 하얗고 끈적끈적한 액체인 야라핀이 배설 작용을 도와, 그 결과 혈액이 깨끗해지고 피부 건강에도 좋은 영향을 미친다. 또한 고구마에는 피부의 탄력을 유지해서 젊음을 지키는 데 아주 중요한 역할을 하는 비타민C가 많이 포함돼 있다. 게다가 고구마에 들어 있는 비타민C는 찌거나 구워도 파괴되지 않는다.

식물성 기름

올리브유, 콩기름, 채종유, 참기름, 홍화유 같은 식물성 기름에는 리놀산이나 리놀렌산 외에도 비타민 E가 많이 포함돼 있어 피부를 젊고 싱싱하게 지켜주는 역할을 한다. 상처, 화상, 치질, 건조성 피부병 등 피부에 이상이 생겼을 때 만능약으로 사용하는 '자운고(紫雲膏)'의 주원료도 참기름이다. 또한 올리브유는 옛날부터 건조성 피부를 관리하는 데 많이 이용돼왔다.

계란

계란에는 단백질, 지방 외에도 B₁·B₂·A·D 같은 비타민이나 칼슘, 인, 아연 등 피부 건강에 필요한 영양소가 많이 함유돼 있다. 또한 인지질(복합지질의 하나) 중 하나인 레시틴이 들어 있어 노화 방지에 도움을 준다.

콩

콩은 리놀산, 올레인산 같은 식물성 기름, B₁·B₂·B₆·E·K 같은 비타민류, 칼슘이나 식이섬유를 많이 함유하고 있어 피부 건강은 물론 온몸의 건강을 유지하는 데 확실한 효과를 발휘한다. 또한 콩에는 노화예방 물질인 레시틴뿐만 아니라 여성호르몬과 비슷한 작용을 하여 요즈음 화제가 되고 있는 이소플라본(폴리페놀의 일종)이 함유돼 있어 피부를 젊게 가꿔주는 작용 외에도 유방암·자궁암을 예방하고 골다공증을 개선해준다.

콩을 발효시켜 만든 메주는 위의 작용은 물론이고 장을 다스리고 혈액을 잘 흐르게 하는 효과가 있다.

당근

당근에 풍부하게 함유돼 있는 베타(β)카로틴은 노화나 만병의 원인이 되는 활성산소를 제거하고, 피부병이나 거친 피부에도 탁월한 효과를 발휘한다.

학명인 '다우쿠스 키로다(Daucus carota)'의 '다우쿠스(daucus)'는 그리스어 '다우코스(daukos, 따뜻하게 하다)'에서 유래되었고, 외관이 붉고 단단해서 한방에서도 양성식품으로 취급한다. '냉증' 때문에 생기는 혈액순환 장애를 개선하는 데 뛰어난 효과를 발휘하는 야채라고 할 수 있다.

율무

한방약인 억이인(憶苡仁)은 율무로만 만든 약으로, 아름다운 피부를 만들거나 사마귀를 떼어내는 데 묘약으로 쓰인다. 이 약을 복용하고 몇 시간이 지나면 피부가 매끈매끈해지는 것을 실감할 정도로 효과가 크다. 또한 율무는 의학적으로도 난소의 활동을 자극해 호르몬의 분비를 촉진시킴으로써 신진대사를 활성화한다. 이렇게 율무는 피부를 아름답게 만드는 데 필수적인 식품으로 알려져 있다.

비타민E

미국의 노화연구가 레오나드 헤이플릭 박사는, 인간의 세포 분열 한계를 50회로 정리했다(이를 헤이플릭 한계라고 한다). 태아 폐의 선유아(線維芽) 세포를 떼어내서 분열시키면 한 번 분열하는 데 2.5년 걸리는데, 인위적으로 빨리 분열시켜 실험해보면 오십번째에서 분열이 멈춘다는 것이다. 따라서 인간 수명의 한계는 2.5년×50회＝125년이라고 할 수 있다.

비타민E는 이 세포의 분열 횟수를 늘려서 젊음과 수명을 유지하는 역할을 한다. 또한 강력한 항산화 작용을 함으로써 노화와 질병을 예방하고, 피부의 혈액 흐름을 촉진시켜 젊어 보이게 한다.

한방으로 더 고운 피부를

혈액을 깨끗하게 하는 음식을 습관적으로 먹고 아울러 운동이나 목욕을 계속해서 몸을 따뜻하게 하는 것은 미용이나 건강에 아주 중요하다. 여기에 한약을 음용하면 좀더 효과를 얻을 수 있다.

한방에서는 2천 년 전부터 구어혈제로서 계지복령환, 당귀작약산, 도핵승기탕, 사물탕, 가미소요산 등을 애용해왔다.

체력이 중간 정도인 사람이 수족 냉증과 현기증을 호소하고, 어깨 설림·누통·어지럼증·멍·치질·생리불순·생리통·거친 피부·부스럼 같은 증상이 있으면 계지복령환(계피·작약·복령·목단껍질·도인桃仁으로 만듦)을 이용한다. 이것은 여성 질환에 골고루 사용되는 것으로 대표적인 '미용제'라 할 수 있다.

그러나 증상은 같지만 피부가 희고 통통하게 살이 찐 체형에 냉증을 심하게 호소하는 경우에는 당귀작약산(당귀·천궁·술·복령·작약·척사로 만듦)이 좋고, 피부가 건조하고 윤기가 없는 사람은 사물탕(당귀·천궁·지황 · 작약으로 만듦)이 좋다.

체력이 왕성하고 더위를 잘 타며 혈압도 높고 변비가 있는 사람은 도핵승

기탕(계피 · 감초 · 대황 · 망초 · 도인으로 만듦)을 쓰고, 평소 냉증으로 인한 현

한약의 구성 생약과 효능

명칭	구성 생약	효능
계피	녹나무 껍질(시나몬)	건위 · 발한 · 혈액순환 촉진
복령	구멍장이버섯과의 버섯	이뇨 · 면역 증강
목단피	목단의 뿌리와 껍질	구어혈 · 진통
도인	복숭아씨	구어혈 · 소염
작약	작약의 뿌리	진통 · 혈액순환 촉진
천궁	천궁(미나리과)의 뿌리	강장 · 진정 · 진통
지황	지황의 뿌리	강장 · 윤기 있는 피부
대황	마디풀과의 뿌리	완하(緩下)
망초	유산나트륨	완하
(백)술	땅강아지의 뿌리	이뇨(利尿) · 정장(整腸)
택사	택사과의 뿌리줄기	이뇨 · 설사
자호	미나리과의 뿌리	해열 · 소염 · 진정
산치자	치자나무의 과실	소염 · 해열 · 진정 · 지혈
생강	생강의 뿌리	보온 · 발한 · 혈액순환 촉진
박하	박하(꿀풀과)	해열 · 발한

기증이 심하고 때때로 갑작스레 땀을 흘리며 안절부절 못하고 불안·불면 등에 시달리며 체력이 약한 사람은 가미소요산(생강·당귀·술·복령·작약·감초·자호·목단피·박하·산치자로 만듦)을 쓴다.

그리고 이런 한약과 아울러 율무로만 만든 억이인을 병용하면 좀더 아름다운 피부를 만들 수 있다.

딱, 피부에 좋을 만큼
물 마시기

피부를 말할 때 '수분'은 젊음을 유지하고 촉촉한 피부를 만드는 데 없어서는 안 될 아주 중요한 요소이다.

그리스의 철학자 아리스토텔레스가 '노화란, 건조로 이동하는 것이다' 라고 2천여 년 전에 이미 말했듯이, 확실히 몸 안의 수분량은 영아(乳兒, 70퍼센트), 유아(幼兒, 65퍼센트), 성인(60퍼센트), 노인(55퍼센트) 순서로 연령에 따라 감소한다. 이렇게 수분은 건조한 피부나 주름을 만드는 한 요인이 되고 있다. 그렇다고 해서 수분을 매일매일 다량으로 섭취한다고 젊음을 유지할 수 있는 것은 아니다. '수분'은 동전의 양면 같은 성격을 지니고 있다. 여성들이 제일 고민하는 것 중 하나가 바로 비만이다. 서양의학에서는 비만의 원인에 대해서 섭취 칼로리가 많고, 소비하는 에너지가 적기 때문이라고 간단하게 정리하고 있다. 그러나 항간에는 '물만 마셔도 혹은 차만 마셔도 살이 찐다' 고 하소연하는 사람도 많다. 이것이 한방에서 말하는 '물살' 이다. 우리 체중의 60퍼센트 정도가 수분 이기 때문에 '자주 물을 마시는 사람' 이나 '소변 보는 횟수가 적은 사람' '소변 보는 횟수가 잦아도 1회 배수량이 적은 사람' 은 수분이 조금씩 몸 안에 축적돼 체중이 증가할 수밖에 없다. 여성들의 또 다른 고민인 '무다리' 나 '하반신 비만' 또한 비닐봉투에 물을 담아서 들면 아래쪽이 불룩해 지는 원리로, 물 때문에 생기는 현상이다. 이렇게 여성은 다리나 발, 얼굴이 자주 붓고 의자에 앉으면 아랫배가 나오는 괴로움에 시달리기 쉽다.

비를 맞으면 몸이 식듯이 수분이 많은 곳은 쉽게 차가워지기 때문에 여성은 하반신이 차가울 수밖에 없다. 그러므로 하반신에 있는 열이나 혈액이 상반신 쪽으로 이동하면서 아래에서 위로 쳐올리는 듯 가슴이 두근거리고 숨이 차거나 기침, 구토, 안면 발진(發疹) 혹은 발적(發赤), 안절부절 못함, 불안, 불면 등의 증상이 일어나는 것이다.

몸에 흡수되지 못한 여분의 수분은 위나 콧물이 고여 있는 부비강, 세포와 세포 사이 등에 고여서 구토, 콧물, 재채기, 부종 같은 증상을 일으킨다. 그리고 '촉촉한 피부' 나 '싱싱한 세포' 를 만드는 대신 몸을 차갑게 해서 혈액순환을 막고 어혈을 만들어, 거친 피부와 여러 질병의 원인이 된다.

젊어 보이거나 늙어 보이는 피부를 결정하는 수분이란 이러한 '세포 내

수분'을 말하며, 인간을 형성하는 60조 개의 세포 속 수분 함축력이 클수록 젊음을 유지할 수 있다. 따라서 부종 같은 세포 외액을 없애고 세포 내의 수분을 유지해야 한다(이를 보수성이라고 한다).

아래에서 여분의 수분을 없애 부종, 물살, 하반신 비만을 해소하는 효과적인 메뉴를 소개하고자 한다. 한두 가지라도 꾸준히 할 수 있는 것을 선택해 실천하도록 하자.

여분의 수분을 빼는 특별 메뉴

메뉴	섭취법 · 효과
삶은 팥	식사 때마다 먹는다. 팥에는 강력한 이뇨 작용을 하는 사포닌이 함유돼 있어 배변을 촉진한다.
사과	1cm 정도의 두께로 잘라 알루미늄 포일로 싸서 구운 후 녹차와 같이 먹는다.
오이무침이나 소금에 절인 식품	식사 때마다 먹는다. 오이에 포함돼 있는 인케르시트린은 이뇨 작용을 한다.
생강홍차	시간이 날 때마다 마신다. 이뇨 작용을 하는 카페인과 몸을 따뜻하게 하고 신장혈류를 좋게 하는 생강의 진게론·진게롤은 강력한 이뇨 효과를 발휘해 배뇨를 촉진한다. 생강홍차는 홍차에 간 생강과 흑설탕 또는 꿀을 적당하게 넣어 만든다.
반신욕 · 족욕	신장혈류를 증가시켜서 배뇨를 촉진한다.

먹는 걸로 피부에 수분을

우리 세포 내에 당이나 구연산·사과산 같은 유기산과, 나트륨·칼륨·마그네슘·칼슘·염소 같은 미네랄이 필요한 만큼 충분히 함유돼 있으면 보수성이 좋아진다는 사실을 알게 됐을 것이다. 따라서 일상생활에서 수분을 보충할 때는 순수한 물을 마시기보다는 스포츠드링크제나 다시마 우려낸 차, 매실차 등을 적극적으로 섭취하는 것이 좋다.

또 끈직끈석하고 미끌미끌한 식품에는 보수성이 뛰어난 무코 다당류(동물성)나 무틴(식물성) 성분이 들어 있기 때문에 젊음과 피부의 아름다움을 간직하기에 더없이 좋다. 따라서 굴, 해삼, 미꾸라지, 가자미를 이용한 요리를 먹거나 산마, 토란, 큰실말(해초의 하나), 바닷말, 미역, 발효메주콩, 버섯 등을 적극적으로 섭취하도록 하자.

왜 피부가 늙는 걸까

인간은 공포, 슬픔, 불안 같은 강한 스트레스를 받으면 하룻밤 사이에 머리가 하얗게 새기도 한다. 아무튼 스트레스를 받게 되면 얼굴은 창백해지고 피부도 거칠어지는 등 갑작스럽게 노화가 된다.

스트레스는 부신수질(副腎髓質)에서 아드레날린의 분비를 촉진시키고 혈관을 수축시켜 혈류를 나쁘게 하고, 혈액 속의 콜레스테롤·중성지방·요산·적혈구·피브린 등을 증가시켜 혈액을 더럽힌다. 또 임파구(백혈구)를 용해해서 면역력도 저하시킨다.

스트레스 학설을 정립해 노벨의학상을 수상한 캐나다의 젤리에 박사는, "스트레스에서 탈출하기 위한 가장 중요한 방법은, 서양인에게서는 쉽게 찾아볼 수 없는, 동양인 특유의 겸허함을 갖는 것이다"라고 말했다.

겸허함을 비롯하여 감동, 감격, 사랑, 감사 같은 긍정적인 감정은 뇌로부터 베타(β)엔도르핀이나 세로토닌, 도파민 같은 쾌감 호르몬의 분비를 촉진시켜서 혈류를 좋게 하고, 피부의 젊음뿐만 아니라 온몸의 젊음을 유지하는 아주 중요한 요인이 된다.

흔히 '불행의 씨앗은 부정적인 사고'라고 한다. 항상 좋은 면만 보도록 노력하고 현상을 긍정적으로 생각하면 스트레스가 없어지고 세상은 밝고 즐거워진다. '벌써 서른 살이야?'라고 생각하기보다는 '아직 서른 살밖에 되지 않았어!'라고 생각하는 쪽이 정신건강과 혈액 정화에 좋은 영향을 미치는 것이다. 리히텐베르크가 말한 것처럼 '점점 나이를 먹어갈 것이라는 생각만큼 인간을 급속도로 늙게 하는 것은 없다'. 병에 걸린 다음 비로소 건강의 소중함을 알았다든지, 부모님이 돌아가신 후에야 비로소 그 은혜를 뼈저리게 느꼈다는 이야기를 자주 듣는다.

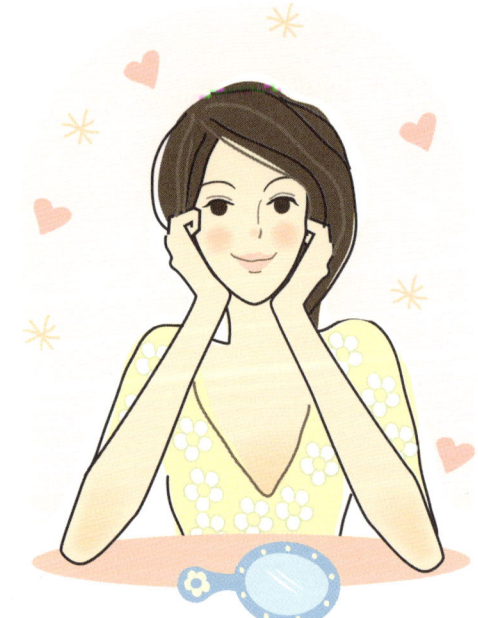

도스토예프스키의 말처럼 인간이 불행한 것은 자신이 정말로 행복하다는 사실을 모르기 때문이다.

실제 나이보다 어려 보이고 매력적인 여성은 생기발랄하고 적극적이며 긍정적인 사고를 하는 경우가 많다. 어떤 의미에서는 마음의 젊음이 피부의 젊음이라는 말이 진실일 수도 있다. 따라서 아름다워지기 위한 노력도 '정말 이렇게 하면 아름다워질 수 있을까?' 라고 부정적인 사고를 하게 되면 모처럼 거둘 수 있는 효과마저도 반감되는 경우가 생길 수 있다. 아름다움에 관한 꿈을 간직하고 끝없이 노력하는 것, 역시 소중하고 아름다운 일이다.

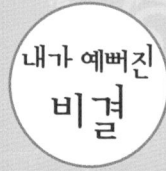

출산 후 찐 살을 예쁘게 뺀다!

전 어린 시절부터 비만이었습니다. 게다가 단것과 기름진 음식을 무척 좋아했기 때문인지 사춘기 때
부터 여드름과 부스럼이 심해서 늘 고민이었습니다. 운동하는 것이 싫어서 식이 다이어트로 체중을
감량하려고 했지만 생각만큼 살이 빠지지도 않았고, 설령 빠졌다 해도 바로 다시 찌곤 했습니다.

1년 전 임신·출산으로 체중이 10kg 가까이 늘었는데, 입고 싶은 옷도 마음껏 입지 못하고…… 아
무튼 스트레스가 정말 심각했습니다.

아이 키우는 것이 너무 힘들어서 스트레스는 더욱 가중됐고, 얼굴과 가슴·등에 난 부스럼도 점점
더 심해졌습니다. 생각다 못해 이이를 부모님께 맡기고 굳은 각오로 텔레비전에서 본 이시하라 선
생님의 클리닉을 찾아 나섰습니다. 예전부터 몸이나 일상생활에 무리를 주지 않고 체질을 개선한
다는 선생님의 의견에 공감하는 바가 컸기 때문에 별 불안감은 없었습니다.

선생님께서는, 여성은 냉증이 있는 사람이 많기 때문에 우선은 몸을 따뜻하게 하고, 매일 1만 보 이
상 걷고, 아침에는 당근과 사과로 만든 생주스를 마시고, 낮에는 메밀류를, 저녁에는 현미식을 먹
고, 그리고 매일 흑설탕을 넣은 생강홍차를 4잔 정도 마시라고 했습니다. 마침 옆엣분이 생강홍차
를 마실 때는 뜨겁게 해서 마시는 것이 땀이 잘 나서 좋다고 하기에 저도 그렇게 마셨습니다.

그랬더니 생강홍차를 마실 때마다 땀이 비 오듯 나고, 1회 배뇨량도 늘었습니다. 그렇게 해서 시작
한 지 삼주일 만에 체중이 7kg이나 줄었습니다. 땀을 많이 흘려서 노폐물이 전부 빠져나간 탓일까

요? 살이 빠진 동시에 고민거리였던 온몸의 부스럼도 말끔히 없어졌습니다.

지금은 가족들 때문에 클리닉에 다닐 때만큼 챙겨 먹지는 못하지만 생강홍차만은 매일 마시고 있습니다. 그 덕분에 저는 임신하고 나서 찐 살을 모두 뺐고, 현재 그 체중을 유지하고 있습니다. 선생님 말씀으로는 여성들 중에는 물살이 찌는 체질이 많은데, 그런 사람에게는 땀이 많이 나고 배뇨 효과가 뛰어난 생강홍차가 특히 도움이 된다고 합니다. 뚱보였던 제가 그렇게 짧은 시간에 살이 빠지자 이웃 아줌마들은 어떻게 그리 예쁘게 살을 뺐냐고 야단입니다.

제 주변에는 임신 중에 뚱뚱해지면 어쩌나, 혹은 산후에 체형이 원래대로 돌아가지 않으면 어쩌나 하고 고민하는 여성들이 많답니다. 이 방법이라면 임신 중일지라도 안전하고 또 쉽게 할 수 있으므로 고민만 하지 말고 꼭 실천해보세요!

-S씨(28세, 전업 주부)

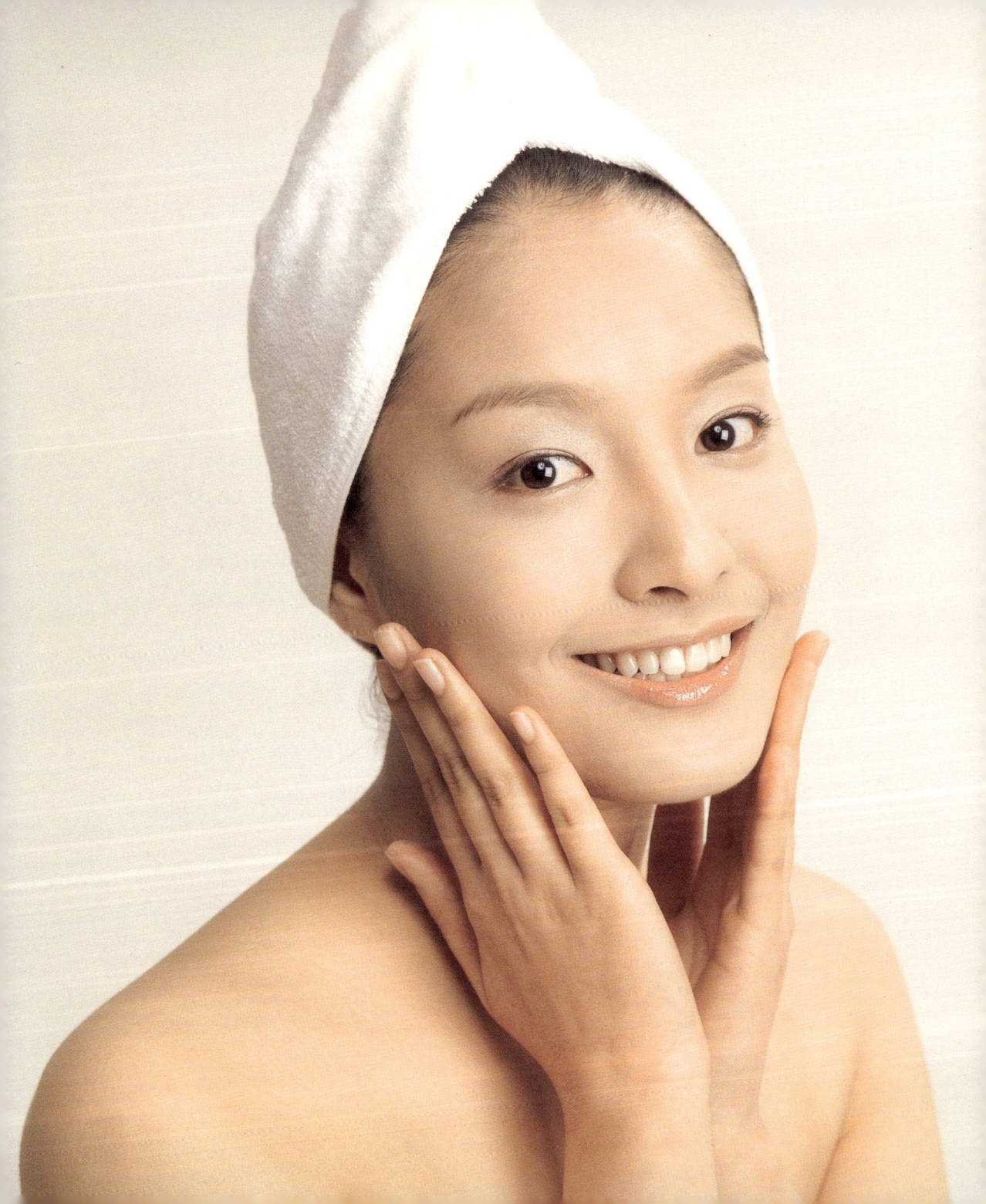

Part 3 10살 더 젊어지는 식사법

효과빠른아침단식

'단식'이야말로 특효약

이제 과식, 비타민·미네랄 부족, 냉증 등이 혈액순환을 원활하지 못하게 하고 혈액을 더럽히는 등 건강과 미용의 가장 큰 적이 된다는 사실을 알았을 것이다. 필자가 쓴 『생강홍차 다이어트』나 『아침 단식』은 이미 일본에서 10만 부 가까이 팔리면서 '아침 단식' '생강홍차 다이어트 붐'을 일으켰다.

현대인은 세내도 운농도 하지 않으면서 매일, 매 끼니마다 음식을 위에 채워넣는다. 거기다 대변이나 소변의 배설 또한 순조롭지 못하다. 이런 식습관과 생활이 비만을 부른다. 그리고 비만은 거친 피부, 어깨 결림, 두통, 생리불순, 생리통을 비롯한 여러 가지 부조화 현상이나 질병의 원인이 된다.

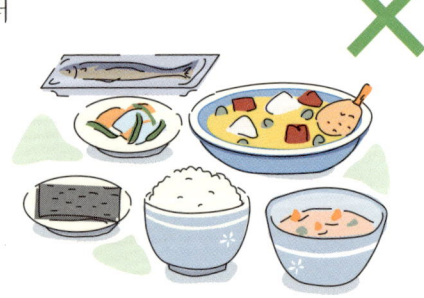

따라서 이런 비만과 부조화를 없애는 가장 중요한 방법은 먹는 것

을 줄이는 것이다. 그렇다고 아침·점심·저녁 세 끼를 적게 먹는 감식법(減食法)을 쓰면 너무 배가 고파서 오히려 한꺼번에 많이 먹게 되므로, 다이어트는 점점 더 어려워진다.

여기서 필자가 소개하는 방법은 아침식사만 거르는 '아침 단식' 다이어트다. 아침밥, 즉 '브렉퍼스트breakfast'는 '단식fast'을 '안break' 하기 위해서 먹는 식사라는 뜻이다. 즉, 전날 저녁부터 해온 단식을 그만두고 식사를 한다는 의미이다.

단식을 해본 이들은 잘 알겠지만 며칠 동안 단식한 후에 먹는 첫 식사(보식)는 식물성 유질 미음 400cc, 우유 100cc 정도의 아주 가벼운 유동식으로 시작해 둘쨋날은 식물성 유질 미음 600cc, 우유 100cc, 셋쨋날은 율무 야채스프 700cc, 우유 100cc를 섭취하여 서서히 보통식으로 돌아간다. 보식 첫쨋날에 보통식을 먹으면 심한 구토나 설사, 복통을 일으키게 되고 심할 경우 장 폐쇄가 오기도 한다. 왜냐하면 며칠 동안 비어 있던 위장이 받아들이기에 보통식은 너무 무겁기 때문이다.

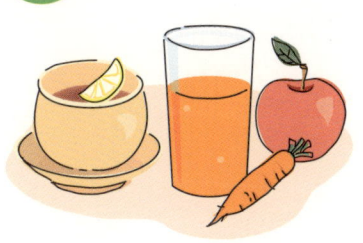

마찬가지로 아침밥은 밤새 단식한 후에 먹는 첫번째 보식이므로 몸이 적극적으로 받아들이지 않는 것이 당연하다. 따라서 아침밥을 먹기 싫은 사람은 아예 먹을 필

요가 없다. 한편 비만, 고지혈증, 지방간, 당뇨병, 고요산혈증(통풍) 등 영양과잉으로 인한 고질병을 앓고 있는 사람들은 아무리 먹고 싶더라도 아침밥을 먹지 않는 것이 좋다.

뇌를 비롯하여 근육세포 외의 거의 모든 세포는 당분을 에너지원으로 삼아서 활동한다. 따라서 저혈당 발작(불안증, 두근거림, 손발 떨림, 실신 등)은 있을 수 있어도 저단백 발작이나 저지방 발작은 일어나지 않는다. 따라서 아침식사는 뇌를 비롯한 체내 60조 개의 세포를 깨우는 것을 목적으로 하여 위장에 부담을 주지 않으면서 당분을 보완해줄 수 있는 음식을 먹는 것이 제일 좋다.

아침식사는 위장에 부담을 주지 않으면서 당분을 보완해줄 수 있는 음식을 먹는 것이 제일 좋다

그러므로 아침식사 대용으로 당근과 사과로 만든 생주스나 흑설탕이나 꿀을 넣은 생강홍차를 마시는 것이 바람직하다.

아침·점심·저녁 메뉴

당근·사과 주스는 인체에 필요한 모든 비타민과 미네랄을 포함하고 있고 또 여러 가지 약효 성분도 함유하고 있으므로 질병에 걸려 있는 사람이나 건강 상태가 좋지 않은 사람에게는 그야말로 '보약식사'라 할 수 있다.

생주스를 만드는 것이 귀찮은 사람은 61쪽에서 소개한 생강홍차를 마셔도 좋다. 특히 냉증(저체온)으로 인한 비만 때문에 고민하거나 까닭 없이 어깨가 쑤시거나 현기증이 오는 등 여러 심신 장애에 시달리고 있는 젊은 사람들에게는 체온을 높이고 혈액순환을 좋게 하는 생강홍차가 당근·사과 주스보다 오히려 더 유익할 수도 있다. 생강에 들어 있는 매운맛 성분인 진게론·진게롤이 혈액의 흐름을 촉진하고 체열을 생산하기 때문이다.

점심식사는 전날 저녁식사 이후 당근·사과 주스 또는 생강홍차를 마시고 나서 먹는 첫 식사이기 때문에 역시 보식에 해당한다고 할 수 있다. 따라서 위장에 너무 부담을 주지 않는 식사 그리고 몸을 따뜻하게 해주는 식사를 하는 것이 좋다. 가장 이상적인 메뉴는 마나 미역을 얹은 따뜻한 메밀

국수에 고춧가루나 파를 충분히 넣어서 먹는 것이다. 찬 메밀도 괜찮다.

메밀에는 여덟 종류의 필수아미노산이 들어 있는 단백질, 우수한 식물성 지방, 당질, 비타민, 미네랄, 식이섬유 등이 풍부하게 함유돼 있을 뿐 아니라 색이 진하므로 한의학적으로 봐도 몸을 따뜻하게 해주는 식품에 속한다. 거기다 캡사이신이 함유돼 있는 고춧가루와 유화아릴이 함유돼 있는 파를 많이 넣어 먹으면 몸을 따뜻하게 하고 혈액의 흐름을 좋게 하여 어혈을 개선할 수 있다. 이렇게 메밀은 건강에도 좋고 아름다운 피부 만들기에도 도움이 된다.

드디어 저녁식사! 이때는 알코올을 포함해서 무엇이든 먹고 싶은 음식을 마음껏 먹이도 좋다

한편 메밀에 싫증이 나거나 메밀을 싫어하는 사람은 파스타나 피자에 고춧가루가 들어간 핫소스(타바스코)를 많이 뿌려 먹어도 좋다. 파스타나 피자도 몸을 따뜻하게 해주는 음식이다. 다만 양은 평소 먹던 것의 70~80퍼센트 정도 먹도록 한다.

그리고 드디어 저녁식사! 이때는 알코올을 포함해서 무엇이든 먹고 싶은 음식을 마음껏 먹어도 좋다. 저녁식사 때 마음껏 먹어도 좋다는 것은 다이어트할 때 생길 수 있는 스트레스를 전혀 느낄 필요 없다는 뜻이다.

하루 중에 공복감이나 갈증이 느껴지면 흑설탕(또는 꿀)이 들어간 생강홍차를 적당량 마신다. 공복감이나 포만감은 배(위장) 속의 음식 양으로 결정되는 것이 아니라 혈당의 증감으로 결정되기 때문에, 혈당이 상승하면 뇌의 포만 중추를 자극해 '배부르다'고 느끼게 되고, 혈당이 저하하면 뇌의 공복 중추를 자극해 '배고프다'고 느끼게 된다. 공복시 마시는 생강홍차는 몇 분 이내에 혈당을 높이기 때문에 공복감이 싹 가시게 된다.

그러나 허기가 느껴질 때 밥이나 빵, 라면을 먹으면 그것이 위장에서 소화돼 혈당이 상승하기까지 30분 이상 걸린다. 그리고 혈당이 높아져서 포만감을 느낄 때는 이미 너무 많이 먹어버린 뒤다. 비만은 여기서부터 시작된다.

'아침 단식 다이어트'를 하게 되면 변비가 개선되고 소변이 잘 나오는 등 배설기능이 왕성해지고 그 결과 살도 빠지고 피부가 고와진다. 뿐만 아니라 어깨 결림·두통·어지럼증·생리통·생리불순 등 평소 불편하게 했던 통증이 완화된다. 혈액이 깨끗해지고 어혈이 개선되기 때문이다.

생리학 이론 중 '흡수는 배설을 저해한다'는 말이 있다. 즉, 너무 많이 먹으면 배변이 자연스럽게 이루어지지 않아 비만이 되고, 비만 때문에 어혈이 생긴다는 뜻이다.

한편 반대로 '먹지 않으면 배설이 촉진된다'. 원래 아침에는 숨을 내쉴 때 냄새가 나거나 눈곱이 끼거나 진한 소변이 나오는 등 몸에서 여러 배설 반응이 나타난다. 이렇게 '배설' 하는 시간

저녁식사 때 마음껏 먹어도 좋다는 것은 다이어트할 때 생길 수 있는 스트레스를 전혀 느낄 필요 없다는 뜻이다

에 아침식사를 하게 되면 음식물을 흡수하는 쪽으로 에너지가 소모돼 배설 작용이 원활히 이뤄지지 않는다. 그렇게 되면 노폐물과 잉여물이 쌓이게 되고, 비만이나 어혈로 인한 여러 가지 부조화가 초래된다.

'아침밥을 먹어야 힘이 난다' 는 말을 믿지 말라. 힘을 필요로 하는 운동선수 중에도 아침식사를 전혀 하지 않고 3~4시간 동안 맹훈련하는 선수들이 많다.

아침 단식으로 젊어지자

위장으로 음식물이 들어오면 위장은 이를 소화 흡수하기 위해 심장으로부터 많은 피를 공급받는 동시에 산소를 빨아들이기 위해 폐의 활동을 촉진한다. 소화, 흡수된 음식물은 체내 60조 개 세포로 흡수된 다음 노폐물로 변해 간장이나 신장 등에서 해독, 배설된다.

이것은 먹는다는 일 자체가 위장·심장·간장·신장 등 모든 장기에 큰 부담을 준다는 것을 뜻한다.

아침 단식으로 위장을 쉬게 하면 동시에 심장, 폐, 간장, 신장 등 체내의 여러 장기도 휴식을 취할 수 있다. 우리 몸이 휴식을 취하면 체력이 회복되는 것처럼 세포도 마찬가지다. 푹 쉬어서 기운을 회복한 장기나 세포에 신선한 혈액이 운반되면 세포는 더욱 젊어진다.

아침 단식을 꾸준히 하면 기미나 잔주름이 사라지고, 피부가 탱탱해지며 윤기가 생기고, 몸도 부드러워지고 눈빛도 반짝반짝 빛나게 된다.

프랑스의 생물학자 드 빌리즈는 "단식을 하면 특히 피부가 젊어지고 주름이 제거되며 기미·검버섯·발진·뾰루지 같은 것이 없어진다"고 발표했다. 또 미국의 단식요법 학자인 하버드 셸튼 박사는 "단식을 하게 되면 피부가 탱탱해지고 윤기가 생긴다. 이것은 단식이 몸을 젊게 한다는 것을 단적으로 보여주는 증거다"라고 주장했다.

이 밖에도 단식이 젊어지는 데 어떤 영향을 미치는지는 동물실험 결과로도 밝혀진 바 있다.

영국의 생물학자 헉슬리는 한 그룹의 지렁이를 주기적으로 단식시킨 다음 다른 지렁이와 비교해보았다. 그 결과 단식을 한 지렁이군이 19세대가 차이 날 정도로 장수했다. 또 미국 시카고 대학의 C.M. 차일드 교수는 한 그룹의 곤충에 충분한 음식물을 공급한 결과 3~4주 이내에 죽고 만 반면 음식물을 대폭 줄이든가 굶긴 곤충은 그 활동성과 젊음이 적어도 3년 동안 지속됐다는 연구 결과를 발표했다. 부화된 닭이 보통 8개월째부터 산란해 그로부터 1년 반 정도 지나면 다시 산란하지 못하는 반면, 5일 동안 물만 주고 단식을 시키면 털이 빠지고 새로운 털이 나기 시작하면서 다시 1년 반 정도 산란할 수 있게 된다는 사실은 이미 널리 알려져 있다. 현재 거의 모든 양계장에서는 닭들에게 단식을 시켜 산란 기간을 연장시키고 있다.

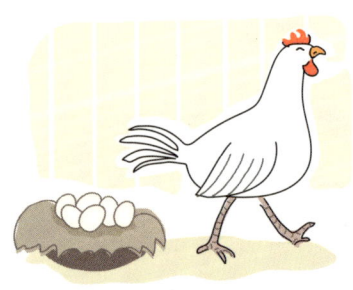

이는 '아침 단식'의 효과를 극명하게 드러내는 몇 가지 증거라고 할 수 있다. 이처럼 아침 단식을 꾸준히 하면 분명히 몸이 젊어진다. 다음은 아침 단식의 효과를 정리한 것이다.

① 중년의 비만을 해소한다. 특히 허리나 다리의 군살이 없어진다.

② 얼굴이 하얘지면서 기미, 주름이 사라지고 피부가 탱탱해지는 등 아름다운 피부를 가질 수 있다. 또한 치아의 미백 효과를 얻을 수 있다.

③ 시력이 회복된다.

④ 맛이나 냄새에 민감해진다.

⑤ 소화기, 순환기, 호흡기 등 내장 모든 기관의 활동이 개선된다.

⑥ 몸이나 동작이 유연해진다.

⑦ 생식 기능이 회복된다.

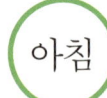

아침

● 당근 · 사과 주스 2잔 반 : 당근 2개(400g)와 사과 1개(250g)를 믹서나 강판에 간다

● 생강홍차 2~3잔 : 뜨거운 홍차에 갈아서 즙을 내린 생강과 흑설탕을 적정량 섞는다

● 당근 · 사과 주스 1잔 + 생강홍차 1~2잔

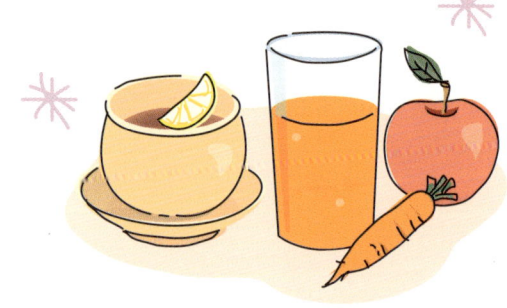

주의 일상생활에서 약을 복용하는 사람은 아침 식사를 당근 · 사과 주스나 생강홍차로 대신하는 '아침 단식'을 한 다음 그대로 약을 복용해도 괜찮다. 단, 당뇨병이 있는 사람은 아침에 당근 · 사과 주스나 생강홍차를 마시고 나서 약을 복용하면 저혈당이 될 우려가 있으므로 주치의와 상담하고, 점심식사 후에 복용하는 것이 좋다.

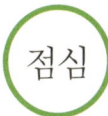

점심

- 메밀 : 마나 미역을 넣은 메밀에 파와 고춧가루를 듬뿍 넣는다

- 핫소스를 충분히 뿌린 파스타 또는 피자

- 보통 식사량의 70〜80퍼센트만 먹는다

저녁

- 알코올을 포함해서 먹고 싶은 걸 마음껏 먹는다
  (단, 50〜55쪽에 제시한 식품을 부식으로 시간이 날 때마다 먹는다)

- 도중에 공복감, 갈증을 느낄 때는 생강홍차를 여러 잔 마신다

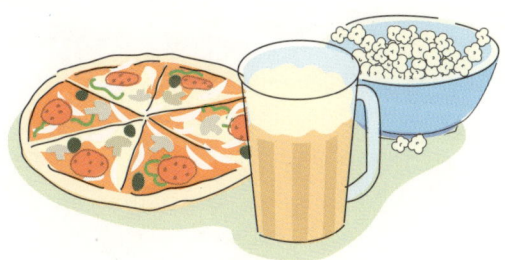

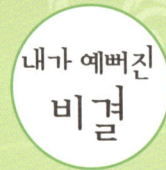

아침 단식으로 아토피 해결!

태어난 지 얼마 안 돼서부터 아토피성 피부염을 앓기 시작했는데, 너무 심해서 스테로이드 호르몬제를 항시 복용하고 아토피에 나쁘다는 음식은 먹지 않을뿐더러 아토피에 효과를 봤다는 온천이나 피부과가 있으면 멀리까지 시간을 내서 찾아가는 등, 한방·양방 가리지 않고 좋다는 요법이나 약을 다 써보았습니다.

그러나 별 효과를 보지 못했을 뿐 아니라 스테로이드 호르몬제 후유증으로 피부가 검게 변하고, 가려움증으로 얼굴과 몸에 온통 붉은 상처가 나서 화장도 할 수 없게 됐습니다. 피부를 노출하는 여름에는 지나가는 사람들이 모두 나를 쳐다보는 것 같아서 외출하는 게 괴롭기도 했습니다.

그럴 때쯤 우연히 서점에서 이시하라 선생님의 책을 보게 되었고, 혹시나 하는 마음으로 곧 진찰을 받으러 갔습니다.

선생님은 아토피성 피부염의 원인을 체온 저하와 수분 과다 섭취, 과식 때문이라고 진단했습니다. 그리고는 식단을 엄선하는 동시에 양을 줄이고, 매일 운동으로 몸을 따뜻하게 하고, 배설을 촉진시켜 노폐물을 배출하라는 것이었습니다.

노폐물을 배출하기 위해서는 물을 많이 마셔야 한다고 생각했던 저로서는 놀라운 일이었지만 일단은 선생님을 믿고 다음날 아침부터 당근 2개와 사과 1개로 만든 생주스를 2컵 반, 점심에는 메밀, 저녁에는 야채나 현미를 중심으로 한 한식을 먹었습니다.

회사에 출근하면 주로 자리에 앉아 있으므로 출퇴근할 때 한두 정거장은 걸어다녔습니다. 귀가 후에는 약탕에서 천천히 반신욕을 하여 충분히 땀을 흘렸습니다.

처음 1개월은 기분 나쁜 냄새가 나는 황색 고름 같은 것이 온몸의 상처에서 흘러나왔어요. 과연 이 방법이 효과가 있을까 하고 반신반의할 때 선생님은, "지금이 몸 속의 나쁜 독소를 전부 끄집어내는 상태"라고 했습니다.

그렇게 식사법을 바꾸고 운동을 시작한 지 4개월쯤 되었을 때부터 고름이 나오지 않았고, 늘 끈끈하고 축축한 느낌 때문에 불쾌했던 피부가 산뜻해진 것 같았습니다.

6개월쯤 지나자 거짓말처럼 피부가 깨끗해졌습니다. 적당한 수분을 유지하며 하얗게 빛나는 내 피부를 보고 "내 피부가 원래 이렇게 고운 피부였나!" 감격에 눈물이 글썽이기까지 했습니다.

그때부터 그 동안 꿈만 꿔오던 메이크업도 할 수 있게 되었고 성격도 적극적으로 바뀌었습니다. 회사의 동료들은 "어떻게 된 거야?" "무슨 방법을 쓴 거야?" 하며 놀라워합니다. 생활 습관만 조금 바꿔서 오랫동안 고민해왔던 아토피성 피부염을 말끔히 극복한 것입니다. 저와 같은 고민을 안고 있는 모든 분들께 이 방법을 꼭 알려드리고 싶습니다.

– T씨(38세, 회사원)

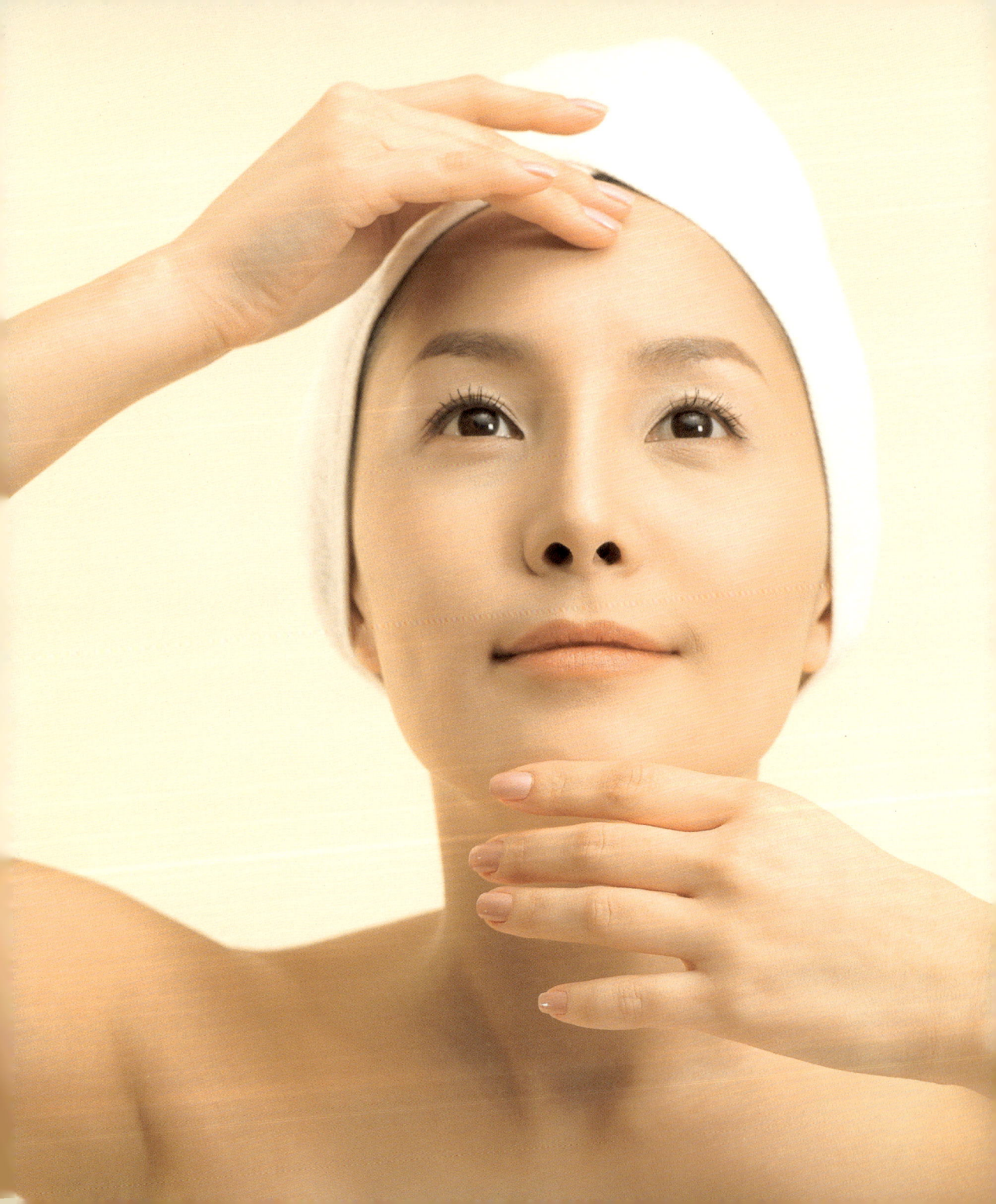

특별한 마사지법으로
아름다운 피부를

내 피부에 말을 걸자

뷰티 관리에서 가장 중요한 것은 우선 자신의 아름다움을 믿는 것이다. 매일 아침, 거울을 들여다보며 이렇게 말해보자.

"너무 아름다워. 어쩜 피부가 이렇게 좋을까!"

그리고는 자기가 원하는 피부를 마음속으로 상상하는 것이다. 이런 이야기를 자신에게 들려줄수록 베타엔도르핀이나 도파민, 세로토닌 같은 쾌감 호르몬의 분비가 증가돼서 기분이 좋아지고 자기 자신에 대해 자신감도 생긴다.

자기 자신을 사랑하는 것은 나르시시즘도 아니고 에고이즘도 아니다. 자기 몸에 대한 애정만이 당신을 진정한 아름다움의 길로 인도할 수 있다. 어떤 심리학자는 "인간은 마음먹은 대로 된다"고 주장하기도 한다. 매일 매일 생각한 대로 실천하는 사이에 몸도 마음도 조금씩 좋은 방향으로 바뀌는 것이다.

필자가 클리닉 환자들에게 실제로 지도하고 있는 마사지법이나 아름다운 피부를 만들기 위한 구체적인 방법을 소개하기 전에 많은 여성들이 고민하는 피부 트러블, 트러블이 생기는 원인과 원리 등에 대해서 살펴보기로 하겠다.

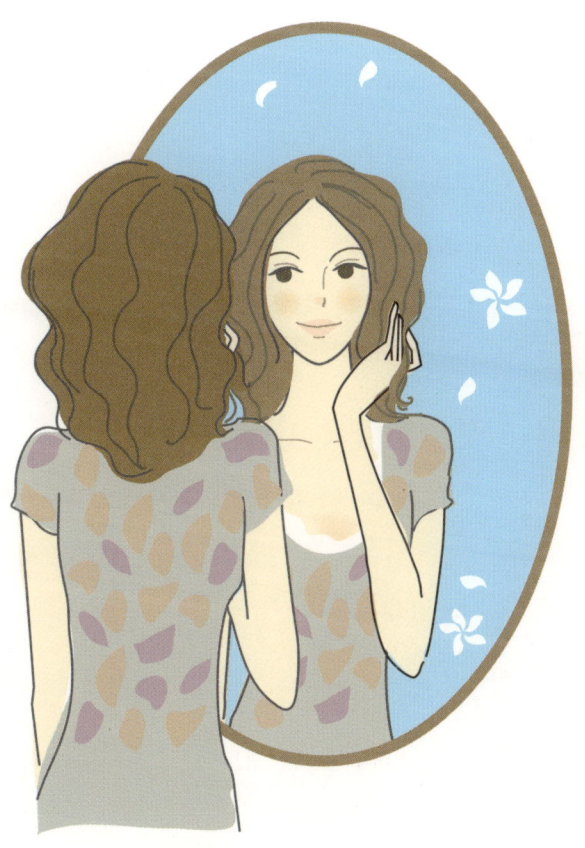

당신의 피부 고민은?

검버섯

검버섯의 원인으로 우선 자외선을 꼽을 수 있다. 검버섯은 알다시피 멜라닌(mela＝검다는 의미)이라는 흑색 색소 때문에 생긴다. 멜라닌은 표피와 진피 경계에 존재하는 멜라노사이트라는 세포에서 만들어지는데, 물론 피부에 어느 정도 필요하긴 하지만 자외선을 쬐면 과잉 생산돼 피부 표면으로 떠오르면서 검버섯이 된다.

하지만 검버섯의 원인은 멜라닌만이 아니다. 피부는 땀이나 피지방 외에도 요소나 요산 등의 여러 가지 노폐물을 배설한다. 우리 몸은 어혈, 즉 더러운 피가 있으면 피부로 노폐물을 배설하여 혈액을 정화시키려고 한다. 그런 노폐물이 피부에 흡착돼 검버섯이 되는 것이다. 그 대표적인 노폐물은 지방이 산화해서 생기는 노화물질인 리포프스틴이다.

한편 스트레스도 검버섯의 원인이 된다. 스트레스가 쌓이면 자율신경이 흩어져서 교감신경이 긴장하게 되는데, 그러면 활성산소가 발생해 검버섯이 생기는 것이다.

그 외에 검버섯의 원인으로 내장장애나 카페인 과다섭취 등을 들 수 있다. 예를 들어 간장의 활동이 나빠지면 체내의 여성호르몬, 즉 에스트로겐의 양이 증가하여 멜라노사이트를 자극하고 멜라닌을 생성한다.

따라서 검버섯을 예방하려면 자외선을 차단하는 것은 물론이고, 앞에서 설명한 아침 단식으로 어혈을 해소해야 한다. 아침 단식을 계속하게 되면 이미 생긴 검버섯도 옅어지거나 혹은 없어지기도 한다. 물론 비타민C를 많이 먹어서 일상적인 스트레스를 경감시키는 것도 중요하다.

주름

주름을 예방하거나 개선하는 열쇠는 콜라겐이라는 물질이 가지고 있다. 콜라겐은 피부나 근육, 뼈 등 체내의 모든 조직에서 세포들을 서로 연결하여 그 조직의 강도와 안정성을 유지하는 역할을 한다.

콜라겐을 생성하고 활동을 돕는 영양소는 비타민A, C, E인데, 그 중에서도 특히 비타민C가 중요하다. 비타민C는 콜라겐을 만드는 옥시프롤린의 재료인데, 이것이 부족하면 콜라겐을 만들 수 없게 될뿐더러 콜라겐이 파괴되기 시작하여 피부와 근육이 긴장감과 탄력을 잃는다. 콜라겐이 계속 부족하면 주름이 생기고 눈꺼풀과 볼은 축 늘어진다. 뿐만 아니라 시간이

갈수록 팔다리가 나른해지고 입술도 얇아지고 거칠어진다. 즉, 노화가 시작되는 것이다. 그리고 비타민A가 결핍되면 피부나 점막이 약해지기 시작하고 각질이 생기는 등 피부가 건조해진다.

주름이 없는 젊은 피부를 유지하기 위해서는 비타민E(토코페롤)의 섭취도 아주 중요하다. 원래 이 비타민은 불임인자로서 발견된 비타민이다('토코 toco' 는 그리스어로 '임신' 을 의미한다). 또한 말초신경의 혈액순환을 좋게 하고 세포분열 횟수를 늘림으로써(하나의 세포가 일생 동안 분열하는 횟수는 50회이다) 노화를 방지하고 수명을 연장한다는 것도 이미 밝혀진 바 있다. 이러한 비타민A, C, E를 많이 함유하고 있는 식품에 대해서는 50∼55쪽 을 참고하기 바란다.

얼굴이나 목 등 특히 주름이 신경 쓰이는 부분은 아침 세안 후 온찜질을 하면 효과적이다. 작은 타월을 따뜻한 물에 적신 후 가볍게 짜서 1∼2분 얼굴이나 목에 댄다. 그런 다음 냉수로 행구고 타월로 가볍게 닦는다. 마지막으로 식염수(한 컵의 물에 소금을 1/2티스푼 넣어 녹인다)를 티슈에 적셔서 가볍게 두드려 정리해주면 보다 효과적이다.

꼭 아침에 하지 않더라도 상관없으며, 계속 하면 눈

에 띄게 주름이 줄어들고 피부가 탱탱해지는 것을 실감할 수 있을 것이다.

건성 피부·거친 피부

피지방 분비가 적거나 땀이 적게 나는 사람 중에 건성 피부가 많다. 즉, 체온이 낮고 피부의 혈액순환이 잘 되지 않는 것이 주요 원인이다. 그 결과 피부가 거칠어지거나 땅기고 뻣뻣한 느낌 등이 나타나고 화장이 잘 먹지 않는 것이다. 이런 타입은 수면을 충분히 취하고, 비타민A가 많이 들어 있는 식품(당근, 뱀장어 등)을 자주 먹는 것이 중요하다. 한편 취침하기 전에 꼭 크림을 바르고, 화장수는 약산성 화장수를 사용하는 것이 좋다.

지성 피부

피지방선의 분비가 지나치게 많은 타입으로, 이런 피부는 아주 기름져서 세균이나 먼지가 잘 달라붙으며 그 결과 여드름을 비롯한 화농진이 생기기 쉽다.

이런 타입은 얼굴을 씻을 때 찬찬히 꼼꼼하게 씻어서 늘 피부를 청결하게 유지하는 것이 중요하다. 또한 지방대사와 깊은 관련이 있는 비타민B_2를 비롯해 비타민B군이 많이 들어 있는 식품을 섭취하는 것이 좋다.

한편, 잉여물이나 노폐물로 인해 더러워진 피를 근본적으로 깨끗하게 하기 위해서는 앞에서 말한 대로 혈액을 정화하는 생활 요법(식습관, 운동, 목욕 등)을 실행하는 것이 무엇보다도 중요하다. 수렴성(收斂性)이 강한 로션을 일상적으로 사용하는 것도 좋다.

가무잡잡한 피부·다크서클·안면 홍조

가무잡잡한 피부나 다크서클은 몸 표면의 혈관을 흐르는 피가 더러워져 서서히 정체되면서 나타나는 현상이다. 힌편 하반신이 냉(冷)해지면 상반신이 달아오르는데, 그 결과 상반신 특히 안면에 혈액이 모임으로써 혈관이 확장돼 안면 홍조가 일어난다. 이것도 혈액순환 장애에 따른 트러블 중의 하나이다.

부종·늘어진 피부

부종이 생기거나 피부가 늘어지는 것은 앞에서 설명한 바와 같이 세포와 세포 사이에 존재하는 여분의 수분 때문이다. 따라서 이뇨를 촉진하는 음식물(61쪽)을 많이 먹는 것이 중요하다. 또한 충분히 근육을 움직이면 혈관이 눌렸다 펴졌다 하면서 부종(수종)의 원인인 수분을 신장 쪽으로 밀어낸다.

따라서 평상시 워킹을 비롯한 여러 가지 운동을 하고, 부분에 따라서는 마사지나 지압 등을 통해 근육 안으로 흐르고 있는 혈관의 혈액 흐름을 좋게 하는 것이 필요하다.

여드름

얼굴이나 가슴 등 피부의 땀구멍에 구진(丘疹 : 살에 돋는 발진의 일종)이나 고름이 생기는 것을 말한다. 피지방이 과잉 분비되거나 외부의 더러운 것으로 인해 막힌 땀구멍으로 병균이 침입해 염증을 일으키는 현상으로, 태어날 때부터 피지방선이 크다든가 아니면 그 수가 많다든가, 피지방선의 기능이 지나치게 활발하다든가, 남성호르몬(여성에게도 존재한다)의 분비가 활발하다든가 등등의 이유로 악화된다.

또한 비타민A의 부족으로 인해 각질이 증가해 땀구멍이 막히는 것도 하나의 원인이 될 수 있으며 비타민 B_2 나 B_6 가 부족해서 피부 대사가 지나치게 활발해지는 것도 여드름의 생성을 촉진할 수 있다. 일반적으로는 지방이나 당분의 과잉 섭취, 담배, 알코올, 약의 상용, 스트레스, 변비 등을 여드름의 원인으로 꼽고 있다.

그러나 자연의학적으로 생각하면, 혈액의 흐름에 따라 체내의 노폐물이 땀구멍으로 배출될 때 병균이 그 찌꺼기를 먹고 증식해서 농(고름)을 만든다고 보는 게 옳다.

따라서 진짜 원인은 피부에 있는 것이 아니라 피의 찌꺼기에 있는 것이다. 그러므로 여드름의 근본적인 치료를 위해서는 식사, 운동, 목욕 등 생활요법으로 피를 깨끗하게 해야 한다.

그을린 피부

해수욕·스키·야외 노동 등을 장시간 하면, 과도한 햇볕에 노출됨으로써 피부가 그을리게 된다. 스프레이나 전기제품에서 발생하는 프레온가스로 인해서 오존층이 파괴되고 자외선이 강해져, 조금만 햇볕을 쬐도 피부는 금세 탄다.

피부가 그을리면 몇 시간 이내에 붉은 반점이 생기고, 12~24시간 이내에 부풀거나 물집이 잡힌다. 따끔따끔 불에 덴 느낌이 나거나 욱신거리는 통증을 수반하는 경우도 많다. 따라서 자외선을 차단하는 게 가장 근본적인 예방법이다. 파라솔이나 선글라스 등을 사용하고, 자외선이 강한 오전 10시부터 오후 3시까지는 외출을 삼가며, 햇볕 쬐는 시간을 하루 3시간 이상 넘기지 않도록 한다.

예쁜 여자들만 아는 피부 관리법

피부 손질 포인트는 세 가지이다. 첫째, 혈액순환을 좋게 한다(마사지·세안). 둘째, 피부의 수분 보유량을 높여준다(팩·마스크·세안). 셋째, 세포의 신진대사 기능을 높여준다(마사지·팩·마스크·세안).

혈액순환을 좋게 하면 피부세포의 신진대사 기능은 자연히 좋아지고, 그 결과 피부는 젊어지며 수분 보유량도 증가한다. 그러므로 혈액순환을 좋게 해주는 것이 피부 손질의 가장 기본이라 할 수 있다.

특히 마사지는 피부에 가로세로로 퍼져 있는 모세혈관이나 림프관을 자극해서 그 흐름을 좋게 하고, 영양소나 산소·물 등을 피부 구석구석까지 공급해준다. 그리고 피지방선이나 땀샘의 분비 기능을 높여서 피부에 윤기를 더해주는 동시에 피부세포의 대사 결과 생긴 노폐물을 피와 함께 신장으로 운반해서 배출시킨다. 그러면 저항력이 높아져 피부가 건강해지고 가무잡잡하고 검버섯 핀 피부에도 대단한 효과를 발휘한다.

✹ 세안

세안은 스킨 케어에서의 가장 기본이다.

세안을 하는 이유는 피부에 묻은 오물, 즉 먼지나 지방·땀을 씻어내기 위함이다. 피부가 더러워지면 여드름이 생기기 쉽고 땀구멍이 거무스름해져서 얼굴 전체가 그을린 것 같은 느낌을 준다. 그렇게 더러워진 피부에는 아무리 고급 화장수나 유액을 발라도 예뻐 보이기 어렵다.

가능한 한 여러 번 세안을 하는 것이 중요하지만, 그렇지 못할 경우라면 최소한 2회는 꼭 세안하도록 한다. 가장 중요한 건 아침 세안이다. 왜냐하면 잠자고 있는 동안 피부세포의 신진대사가 활발하게 이뤄져서 피 속의 노폐물이 땀이나 피지방과 함께 피부 쪽으로 배설되기 때문이다.

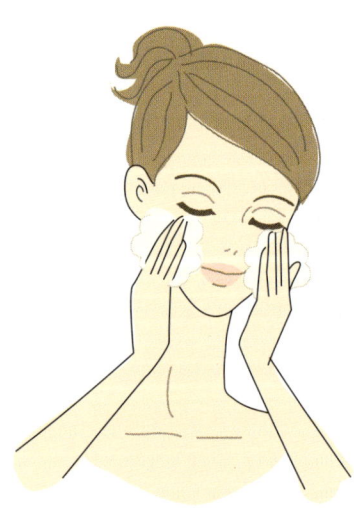

차가운 물로 헹구기 | 가장 간단한 세안법으로, 손바닥으로 차가운 물을 얼굴에 살짝 적신다. 그런 다음 화장 티슈로 부드럽게 두드리면서 말린다. 당장 거울을 봐도 표정이 긴장되고 안색에 약간의 홍조가 돌아 생기발랄하고 건강하게 보일 것이다. 이 효과는 몇 시간 동안 지속된다.

세안제를 이용한 세안법 | 세안을 하게 되면 피지방의 막이 씻겨내려가 피부의 수분이 감소되고 윤기가 없어지기도 하며, 약산성(PH6)이어야 할 피부가 알칼리성을 띠면서 저항력이 약해지기도 한다. 따라서 화장수는 피부에 수분을 보충하고, 피부의 산성도를 건강한 상태로 되돌리는 데 중요한 역할을 한다. 한편 밀크로션의 역할은 피부에 기름막을 만들어 수분을 유지하는 것이다. 손가락으로 가볍게 두드리듯이 로션을 바르고, 화장 티슈로 가볍게 누르면 여분의 기름기가 제거돼 윤기 있는 피부가 된다.

1 손을 깨끗이 씻고 손바닥에 세안제의 거품을 일으킨다.
2 약지와 중지로 원을 그리는 기분으로 가볍게 마사지한 후 깨끗이 씻어낸다.
3 화장수를 티슈에 충분히 배게 해서 어루만지듯이 바른다.
4 밀크로션을 바른다.

내추럴 세안 | 아래의 방법 중 자기 기호나 효과에 따라 몇 가지 선택해서 따르면 된다.

1 세안할 때 뜨거운 물과 차가운 물을 반복해가며 몇 차례 씻는다.
2 올리브 등 양질의 식물 버진 오일을 마사지하면서 피부에 바른다.
3 세안 폼 대신 플레인 요구르트를 사용한다.
4 세안비누 대신 계란 노른자를 사용한다.
5 꿀을 얼굴에 바른 다음 마사지하여 피부에 스며들게 하고 따뜻한 물로 씻어낸다.

❄ 미용 마사지

피부는 28일간의 주기로 재생되는 것이 이상적인데, 나이 듦에 따라 신진대사 기능이 약해지면서 이 주기가 점차 늦춰지고 주름이 생긴다. 얼굴 마사지를 하면 모세혈관의 움직임이 활발해지면서 혈액순환이 잘 돼 신진대사 기능을 촉진시킨다. 또한 피부에 필요한 수분이 피부세포에 잘 흡수되어서 윤기 있는 피부를 만들 수 있다.

한편 피부 속과 표면의 더러움을 제거하고, 혈액이나 림프액의 흐름을 활발하게 하여 피부에 영양을 왕성하게 공급하고 노폐물을 배출시킨다. 그 결과 피부의 저항력이 높아져 피부의 퇴화와 노화를 예방할 수 있다.

얼굴 마사지 | 얼굴 표정을 지배하여 심리 상태에 따라 표정을 크게 바꾸는 근육은 피부 바로 아래 존재한다. 입이나 눈을 찡그리게 하거나 웃게 하기 때문에 이 근육에 따라 얼굴 인상은 크게 바뀐다. 그리고 기본적으로 피부는 움직이려고 하는 속성을 갖고 있다.

얼굴 피부는 다른 신체 부위에 비해서 얇고 민감하며, 땀샘이나 피지방이 많고 모세혈관과 림프관, 말단신경도 많다.

림프관의 흐름은 꼭 얼굴 마사지 라인과 겹쳐진다. 림프관은 얼굴 한가운데에서 귀 사이에 존재하는데, 관자놀이에서 아래턱 끝 쪽으로도 있다. 아

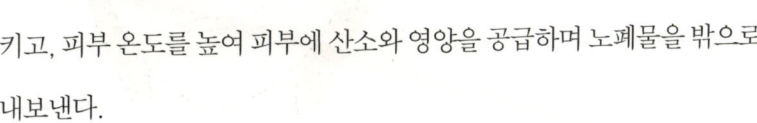

랫입술, 뺨 끝부분의 림프관은 턱을 스치면서 목의 전상부(앞윗부분)를 따라 흐르며, 가슴으로 이어진다.

앞에서 설명한 것처럼 노화를 막기 위해서는 마사지를 빼놓을 수 없다. 마사지는 피부의 탄력을 유지하고 주름을 예방한다. 또한 혈액과 림프의 흐름을 활발하게 하여 혈류량을 증가시키고, 피부 온도를 높여 피부에 산소와 영양을 공급하며 노폐물을 밖으로 내보낸다.

마사지는 혼자서도 간단히 할 수 있으므로 하루라도 빨리 시작하는 게 좋다. 거울 앞에서 편안한 자세로 버진 오일이나 마사지 크림(지방이 많은 크림도 좋다) 등을 얼굴에 바른 다음 따뜻한 손으로 마사지를 시작하면 된다. 우선 마사지 라인을 외워두자.

1 이마 한가운데에서 관자놀이까지
2 코 양쪽에서 관자놀이까지
3 코에서 입가를 지나서 귓불까지
4 아래턱 한가운데에서 귓불까지

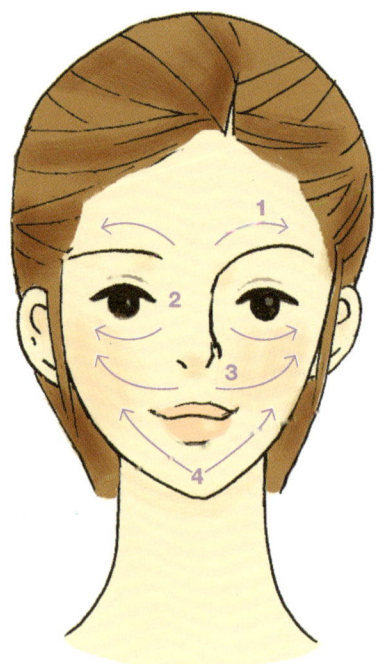

다음 그림은 마사지할 때 손을 움직이는 방법이다. 위의 마사지 라인에 따라 순서대로 손가락을 움직이면 된다.

> 문지른다 → 가볍게 두드린다 → 문지른다 → 누른다 → 문지른다 → 나선형을 그리면서 누른다 → 문지른다

30초 마사지 │ 따로 시간을 내어 마사지하는 대신 크림을 바르면서 마사지하는 것이다. 앞 그림의 화살표 방향대로 가볍게 문지른다. 다음에는 관자놀이와 눈가 위, 코 아래 인중 부분의 3개 포인트를 눌러준다.

5분 마사지 │ 특히 이중 턱을 다듬고 여분의 살을 말끔히 빼주는 마사지이다.

● **이렇게 하세요**

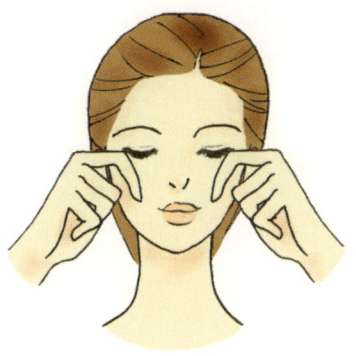

1 검지와 엄지로 신경 쓰이는 부분을 확실하게 잡는다

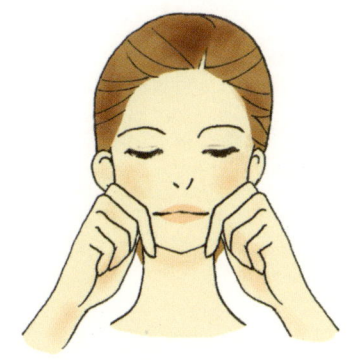

2 턱부터 귓불까지 몇 번이고 꽉 잡는다

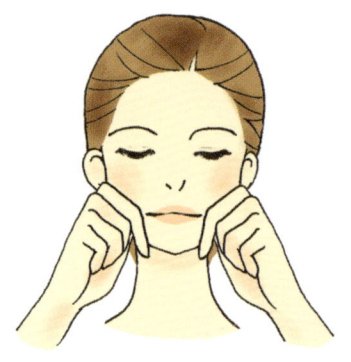

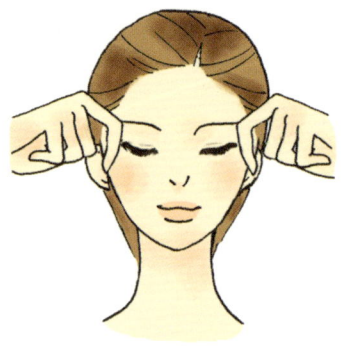

3 볼을 꽉 잡았다가 재빨리 놓는다

4 관자놀이를 꽉 잡았다가 재빨리 놓는다

지압 마사지 | 얼굴의 혈액순환을 좋게 하고 윤기 있는 피부와 건강한 얼굴을 유지하기 위해서는 얼굴의 혈점을 눌러서 자극하는 것도 좋다.
지압은 각각 25~30회씩 실행한다. 지압은 엄지, 중지, 약지의 세 개 손가락으로 해도 좋고, 엄지손가락만 사용해도 상관없다. 경혈의 위치에 따라 하기 편한 손가락으로 한다.

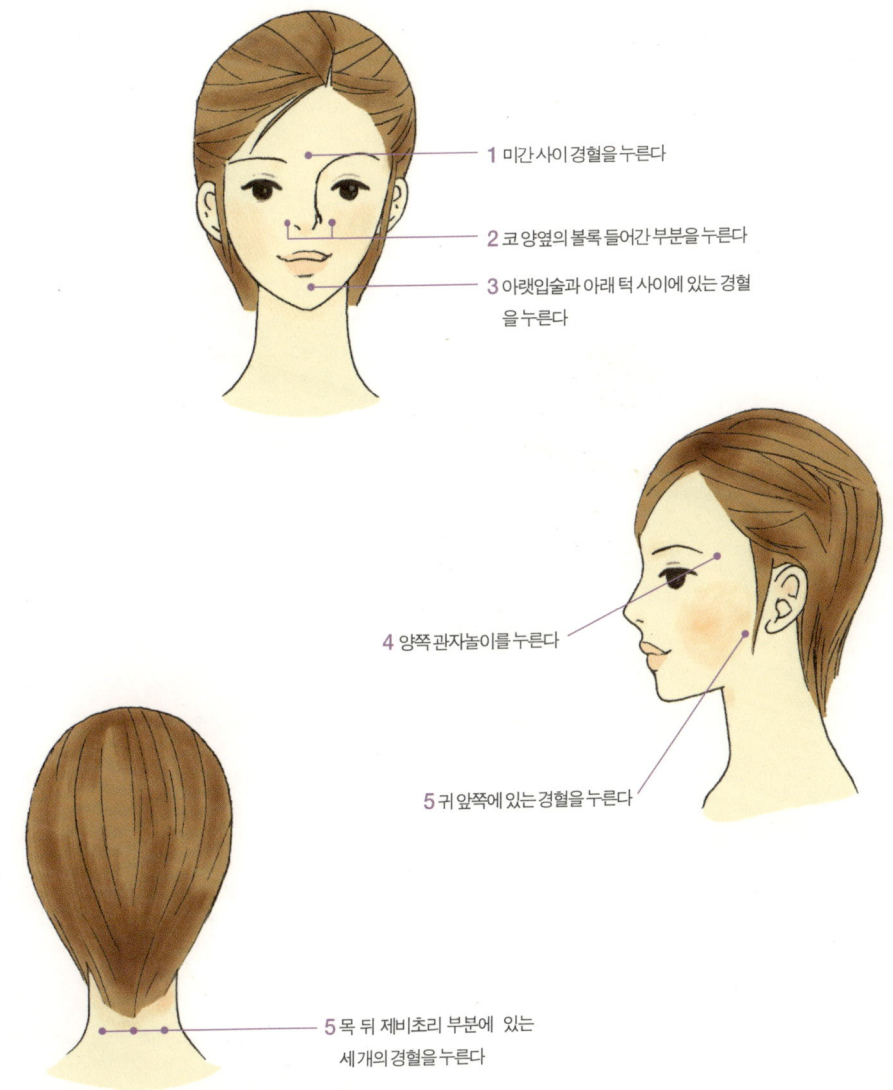

1 미간 사이 경혈을 누른다

2 코 양옆의 볼록 들어간 부분을 누른다

3 아랫입술과 아래 턱 사이에 있는 경혈을 누른다

4 양쪽 관자놀이를 누른다

5 귀 앞쪽에 있는 경혈을 누른다

5 목 뒤 제비초리 부분에 있는 세개의 경혈을 누른다

귀 마사지 | 귀는 몸 중에서도 대단히 중요한 기관이다. 현재 귀에 존재하는 경혈은 170개로 알려져 있지만 여기서는 얼굴 피부의 장력(끌어당기는 힘)과 관련 있는 경혈 마사지법만 소개한다. 1~5의 순서대로 검지와 엄지를 이용해서 하면 된다.

● 이렇게 하세요

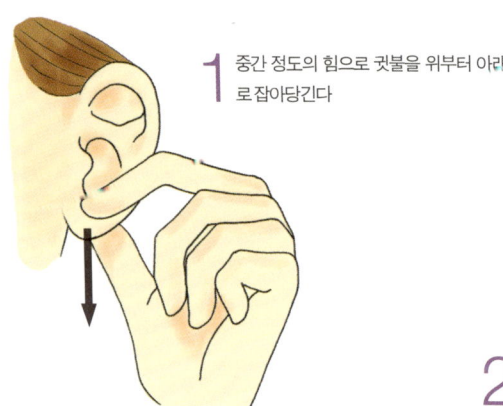

1 중간 정도의 힘으로 귓불을 위부터 아래로 잡아당긴다

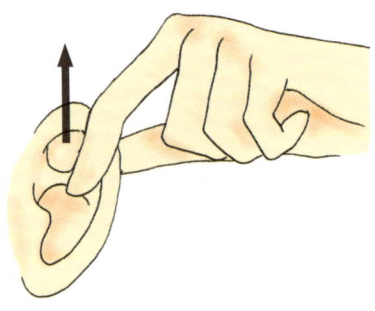

2 귀 안쪽의 구멍부터 위로 잡아당긴다

3 귀 인쪽의 가운데 구멍 부분
부터 바깥쪽으로 잡아당긴다

4 귀 전체를 시계 방향으로 돌린다

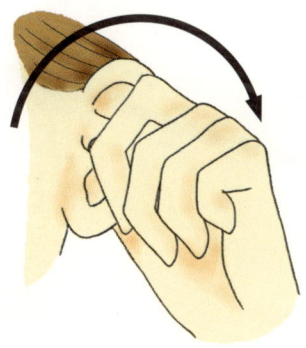

5 귀 전체를 시계반대 방향으로 돌린다

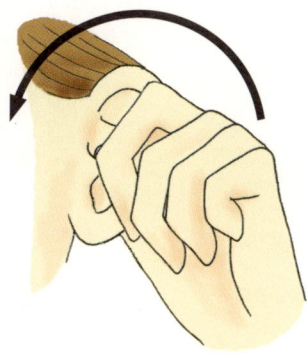

❈ 얼굴 체조

얼굴 체조도 얼굴 근육의 노화를 방지하고 젊음을 유지하는 데 아주 중요한 역할을 한다. 이 체조는 얼굴 근육에 영양을 줄 뿐 아니라 활력을 불어넣어주기 때문에 가능하면 매일 하는 것이 좋다. 모두 최소한 2회에서 최대한 6회까지 반복한다.

● 이렇게 하세요

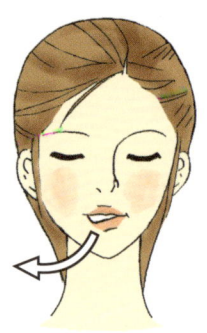

1 코로 세게 숨을 들이마시고, 오른쪽 입가로 숨을 세게 내쉰다. 다음은 왼쪽 입가로 숨을 내쉰다

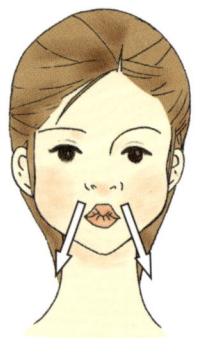

2 천천히 숨을 들이마시고, 입을 다문 채 코로 리드미컬하게 숨을 내쉰다

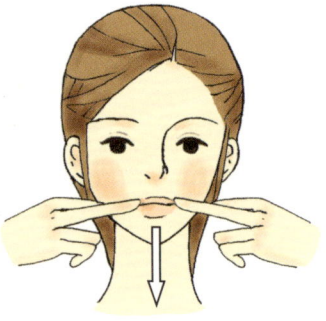

3 숨을 들이마시고, 양손 중지로 입가를 누른 뒤 입을 다문 상태에서 홋- 하고 숨을 내쉰다

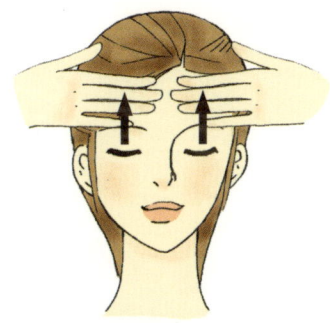

4 이마에 양손의 검지, 중지, 약지를 대고
내리누른다. 누르는 힘에 대항하듯이 눈
과 눈썹을 위로 올린다

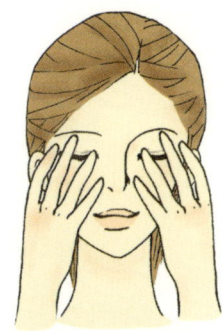

5 양손 약지를 눈 안쪽에, 중지를 눈썹에, 검
지를 바깥쪽에 댄다. 이 상태에서 가능한
한 눈을 꼭 감고 손가락에 압력을 가한다

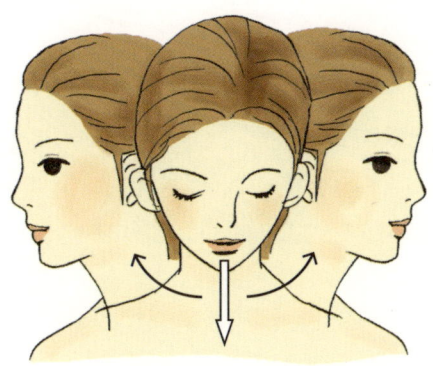

6 왼쪽 어깨 방향으로 얼굴을 돌리고 숨을 들이마신 뒤 즉시
오른쪽 어깨 쪽으로 돌린다. 머리를 앞으로 숙이고 숨을 내
쉰다

✼ 눈 운동

아름다운 여자들을 보면 보통 눈이 맑고 깨끗하다. 또한 사람들은 상대방을 볼 때 눈을 가장 먼저 보기 때문에 평소 예쁜 눈을 만들기 위해 노력하는 것은 꼭 필요한 일이다. 눈은 자신의 인상을 좌우할 뿐만 아니라 건강과도 밀접한 관계가 있다.

몸에 있는 장기는 피가 운반해주는 영양소나 산소, 수분으로 살아간다. 눈도 예외는 아니다. 그러므로 눈을 젊게 유지하기 위해서는 운동을 해서 눈쪽으로 피가 잘 순환되게 하는 것이 중요하다.

아래를 따라 각각의 운동을 하되 눈에 힘을 주거나 가늘게 뜨지 말고, 편안한 마음으로 10회에서 15회 반복한다. 눈 운동을 하면 눈이 반짝반짝 빛나게 되고, 근시(近視)를 개선하거나 노안(老眼)을 예방하는 데도 도움이 된다.

1. 힘껏 눈을 위로 움직인 다음 최대한 아래쪽으로 움직인다.(상하 운동)
2. 눈을 좌우로 힘껏 움직인다.(좌우 운동)
3. 눈을 오른쪽 위↔왼쪽 아래, 다음에 오른쪽 아래↔왼쪽 위로 교대로 움직인다.(대각선 운동)
4. 눈을 시계 방향으로 돌렸다 시계반대 방향으로 반복해 돌린다.(원 운동)

✿ 천연팩

팩에는 여러 가지 효능이 있다. 세안 효과가 있을 뿐 아니라 피부와 팩의 점막 사이에 습기가 스며들면서 모공이 열려 수분이나 유분 등 화장품의 유효 성분이 피부에 잘 흡수되게 한다. 동시에 피부 온도를 상승시키므로 혈액이나 림프액의 흐름이 좋아지고, 피지방선이나 땀샘의 움직임도 촉진돼서 때나 불순물을 비롯한 노폐물이 제거된다.

오랫동안 팩을 하면 온열 효과로 인해서 수분이나 유분이 증발하기 때문에 피부 표면은 다소 건조해지고 적당히 긴장되면서 주름이 펴진다. 또한 피부를 따뜻하게 해서 대사를 촉진시키는 등 피부의 젊음을 가져다주는 우수한 방법이라고 할 수 있다.

피부 증상이나 목적에 따라서 여러 가지 다양한 팩이 시판되고 있다. 하지만 이런 팩에는 향료나 보존료 등 여러 가지 첨가물이 들어 있어서 사용하는 사람의 체질에 따라 예상치 못한 트러블을 일으킬 수도 있다.

그런 점에서 야채나 과일을 이용해 본인이 직접 만든 천연팩을 이용하면 안심할 수 있을 것이다. 우선 천연팩은 먹어도 상관없을 정도로 안전하다. 여기에서 소개하는 천연팩은 클리닉에서도 실제로 사용하는 것들이다. 피부 상태나 연령에 관계없이 젊고 윤기 있는 피부를 만드는 효과를 기대할 수 있을 것이다.

팩을 할 때는 다음 다섯 가지 규칙을 꼭 지키길 바란다.

1 팩을 하기 전에 꼼꼼히 얼굴을 씻고(목욕 후가 이상적이다), 따뜻한 타월을 2~3회 얼굴에 대서 피부를 따뜻하게 한다. 따뜻해진 피부가 식을 때쯤 팩 엑기스가 피부에 가장 왕성하게 흡수된다.

2 눈 밑과 코 주변은 섬세한 부분이므로 가능하면 닿지 않도록 주의한다.

3 팩을 하고 있을 때는 가능한 한 편안한 자세를 취한다.

4 팩의 종류에 따라 차이가 있지만, 최소한 15~20분을 기준으로 한다.

5 팩을 한 후에는 차가운 물로 얼굴을 꼼꼼히 씻는다. 과일 성분 등이 남아 있는 채로 햇볕을 쬔다든지 하면 피부에 악영향을 줄 수 있다.

천연팩의 3대 원료는 오이, 벌꿀, 계란 흰자위라고 할 수 있다. 일본에서는 옛날부터 수세미물을 애용해왔는데, 미국이나 유럽에서도 수세미와 비슷한 참외과에 속하는 오이를 자연화장품의 대명사로 여긴다.

오이는 피부 건강에 꼭 필요한 케이소(미네랄의 일종)와 호르몬형 물질(자연의 식물호르몬)이 포함돼 있는, 인체에 전혀 무해한 수렴제(아스트린젠트)이다. 특히 주름을 예방하거나 개선하는 효과가 뛰어나다.

벌꿀은 MMF(천연 보습인자)를 포함하고 있기 때문에 피부를 촉촉하고 부드럽게 한다. 단, 혈관이 투명하게 들여다보이는 피부를 가진 사람에게는 잘 맞지 않는다.

계란에 포함돼 있는 알부민은 '천연 수렴제'라 할 수 있다. 그 우수한 수렴 효과는 늘어난 피부를 조여서 피부 탄력을 더해준다.

이 밖에도 다음에 나온 방법에 따라 피부의 질에 맞는 천연 원료를 배합해 천연팩을 만들 수 있다.

기본 천연팩

허브	1 작은 냄비에 1큰술의 캐모마일을 넣고 뜨거운 물 100cc를 부어 한 번 끓인다.
	2 끓인 물을 물통 등에 담고 뚜껑을 덮은 후 10～15분 정도 뜸을 들인다.
	3 화장용 티슈나 물수건 등을 콧구멍이 나올 정도의 크기로 자른다.
	4 3에 2를 적셔서 살짝 짠 다음 얼굴에 댄다.
	5 그 위를 랩으로 감싸고 마른 타월을 얹은 다음 그대로 15분 정도 둔다.
	→ 여드름, 부스럼, 주름, 그을림에 효과적이다.
계란 노른자	1 계란 노른자 반 개분에 벌꿀을 1티스푼 섞는다. (피부가 건조한 사람은 여기에 버진 올리브오일 1티스푼을 더한다.)
	2 1을 얼굴에 바르고 15분 후에 미지근한 물로 씻어낸다.
	→ 영양이 부족한 피부나 주름 개선에 효과적이다.
감자	1 강판에 간 감자 1큰술에 우유 2큰술과 밀가루 2큰술을 넣어 섞는다.
	2 1을 얼굴에 바르고 15분 후에 씻어낸다.
	→ 얼굴의 부기를 가라앉히는 데 효과적이다.

딸기

1 딸기 10개를 믹서로 간다.

2 1을 화장용 티슈에 흡수시켜서 얼굴에 댄다. 딸기 1개를 반으로 잘라서 얼굴에 대도 상관없다.

3 15분 후에 씻어낸다. 피부가 빨개질 수도 있는데, 이는 딸기 색소 때문이므로 신경 쓰지 않아도 된다.

→ 피부를 부드럽게 하고 탄력성을 높인다.

레몬 (또는 자몽)

1 레몬 또는 자몽의 즙을 낸다.

2 면솜에 1을 묻혀서 얼굴에 바른다.

3 10~15분 후에 씻어낸다.

→ 아침, 저녁으로 하면 주근깨나 검버섯을 개선하는 데 효과적이다.

요구르트

1 요구르트 적당량을 스푼으로 얼굴에 펴 바른다.

2 20분 정도 후에 미지근한 물로 씻어낸다.

→ 피부를 청결하게 하고 영양을 준다. 미백 효과도 뛰어나다.

벌꿀과 생크림

1 벌꿀 1티스푼에 생크림 1큰술을 섞는다.

2 1을 얼굴에 바르고 15분 후에 미지근한 물로 씻어낸다.

→ 피부를 촉촉하고 부드럽게 한다.

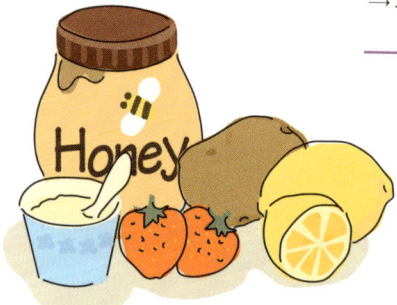

건성피부용 천연팩

으깬 감자
1 따뜻한 감자를 으깨서 계란 노른자 1개분과 따뜻한 우유 1큰술을 섞어서 얼굴에 바른다.
2 15〜20분 후에 미지근한 물로 씻어낸다.

토마토
1 토마토 1개를 갈아서 감자 녹말가루 1티스푼과 버진 올리브오일 1티스푼을 섞어서 얼굴에 바른다.
2 15〜20분 후에 미지근한 물로 씻어낸다.

발효 크림
1 발효 크림 1큰술에 벌꿀 1티스푼과 레몬즙 약간을 섞어서 얼굴에 펴바른다.
2 15〜20분 후에 미지근한 물로 씻어낸다.

양배추 · 우유
1 양배추잎 1, 2장을 잘게 썰어서 우유 150cc와 섞는다.
2 1을 작은 냄비에 넣고 삶는다.
3 2가 식으면 얼굴에 바른다.
4 20분 정도 후에 미지근한 물로 씻어낸다.

여러 가지 과일
1 과일(사과, 딸기, 배, 매실 등)을 갈아서 얼굴에 바른다.
2 15〜20분 후에 씻어낸다.

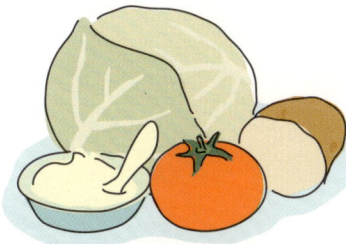

여드름 피부용 천연팩

오이
1. 오이 1개를 강판에 간다.
2. 화장용 티슈에 1을 묻혀 얼굴 전체에 덮은 다음 10~15분 후에 씻어낸다.

이스트균
1. 이스트균 한 봉지에 따뜻한 우유 3큰술을 넣어서 5분간 둔다.
2. 면솜 등에 1을 묻혀서 얼굴에 바른다.
3. 15분 후에 씻어낸다.

검버섯·주름에 효과적인 천연미백팩

계란 흰자위
1. 계란 흰자위 1개분에 레몬즙 1/2 티스푼을 넣어 거품을 낸다.
2. 1의 거품을 얼굴에 바르고, 건조하면 다시 한번 바른다. 그래도 건조하면 더 바른다.
3. 15분 후에 씻어낸다.

파슬리
1. 파슬리 2, 3개를 잘게 썰어서 절구에 찧는다.
2. 1에 간 오이 2/3개분을 함께 섞는다.
3. 2를 얼굴에 펴 바르고 15분 후에 씻어낸다.

지성피부용 천연팩

포도	1 포도 두세 알을 으깨서 즙을 내어 그대로 얼굴에 바른다. 2 15~20분 후에 씻어낸다.
당근	1 당근 1개를 간 후 베이비파우더 적당량(또는 우유 1큰술)을 섞어서 얼굴에 바른다. 2 15~20분 후에 씻어낸다.
사과	1 사과 반 개의 껍질을 벗기고 잘게 썬다. 2 냄비에 2와 우유 150cc를 넣고 부드러워질 때까지 끓인다.

❇ 목 케어

여자의 나이를 보여주는 목은, 얼굴에 비해서 소홀히 관리하기 쉽다. 목도 얼굴처럼 매일 물로 깨끗이 씻거나 핸드로션·크림을 발라줘 주름이나 늘어짐을 막아야 한다.

손바닥으로 크림을 바를 때는 목 언저리에서 아래턱까지 바른 후 아래에서 위로 문지른다. 측면은 왼쪽 귀 밑에서 반대쪽 귀 밑까지 목 앞면을 지나서 원을 그리듯이 마사지한다.

식염을 손에 묻혀서 마사지하면 더욱 효과적이다. 먼저 올리브오일 또는 샐러드오일을 듬뿍 목에 바른 후 한 줌의 소금을 손바닥에 묻혀서 부드럽게 원을 그리듯이 마사지한다. 그런 다음 온수로 씻어내고 타월로 닦고, 영양크림 등을 발라 마무리한다.

목 운동 | 나이가 들어감에 따라 목의 근육이 약해지고 유연성과 긴장감이 없어지면서 주름이 생기게 된다. 따라서 목 근육의 긴장감이나 유연성을 유지하기 위한 운동이 필요하다.

특히 이중 턱은 근육의 노화와 비만에 따른 것으로, 우아한 목을 유지하기 위해서는 평소 목을 곧게 펴는 바른 자세를 유지하고 낮은 베개를 사용하는 등 생활습관부터 바꿔야 한다.

아래의 목 운동을 따라 하여 아름다운 목을 만들어보자. 3, 4, 5, 7의 동작은 각각 향하는 힘에 반대 방향으로 저항함으로써 근육을 단련하는 방법이므로, 너무 세게 하지 않도록 주의한다. 그렇다고 너무 가볍게 해도 효과가 없으므로 자기 힘의 60퍼센트 정도를 이용하는 것이 좋다.

● 이렇게 하세요

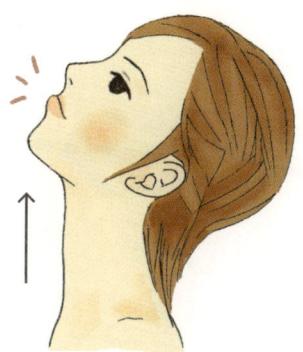

1 턱을 세게 들어올려 목을 쭉 늘린다. 이 상태에서 아랫입술을, 윗입술을 뒤덮듯이 올린다(4~12회)

2 젓가락 또는 연필을 이 사이에 끼우고, 허공에 숫자나 자기 이름을 쓴다(2~6회)

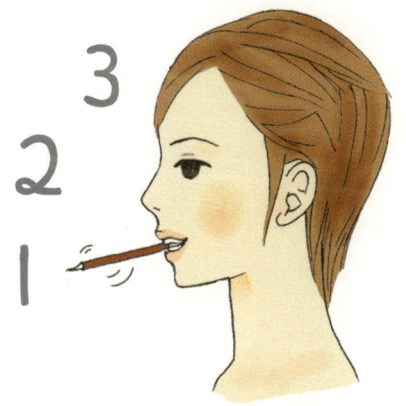

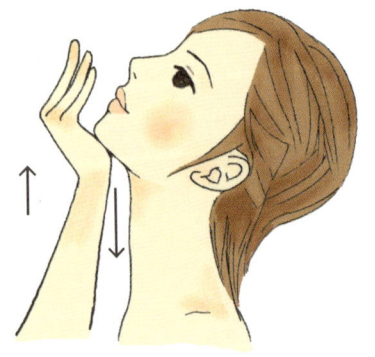

3 1과 같이 턱을 올린 상태에서 왼손바닥
으로 턱을 떠받치고, 그에 저항하듯이 머
리를 아래쪽으로 내린다(4~12회)

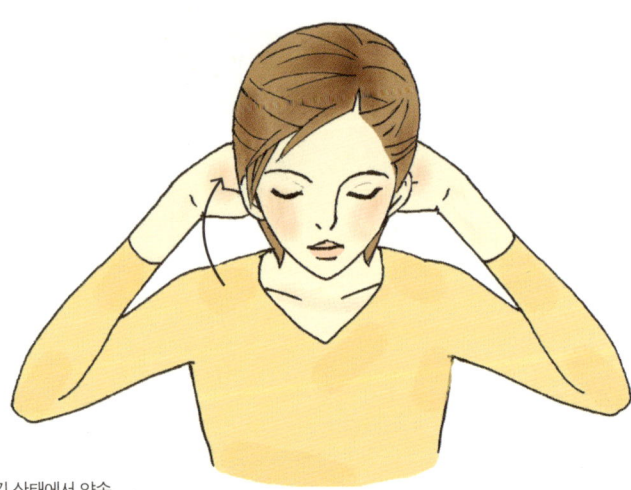

4 턱을 가슴 쪽으로 끌어당긴 상태에서 양손
을 머리 뒤에서 깍지 끼어 앞으로 누르고, 그
에 저항하듯이 턱을 들어올린다(4~12회)

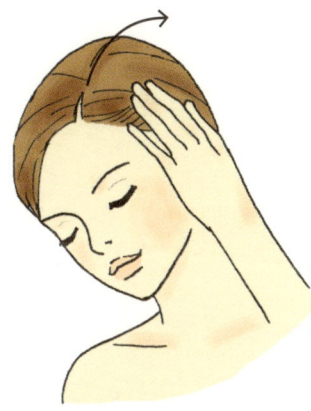

5 머리를 오른쪽으로 기울이고, 왼손으로 왼쪽 관자놀이를 누른다. 그에 저항하듯이 머리를 왼쪽으로 당긴다. 반대쪽도 같은 방법으로 한다(4～12회)

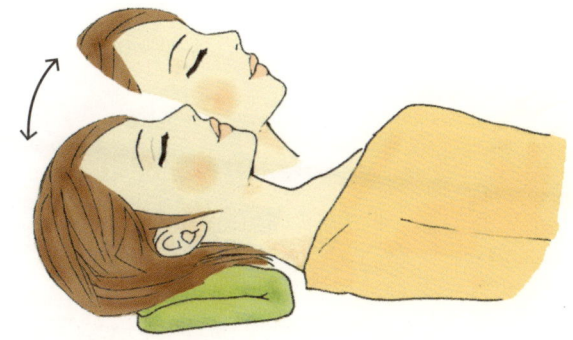

6 머리 밑에 방석이나 베개 등을 높이 쌓고, 머리를 앞뒤로 굽혔다 편다(4～12회)

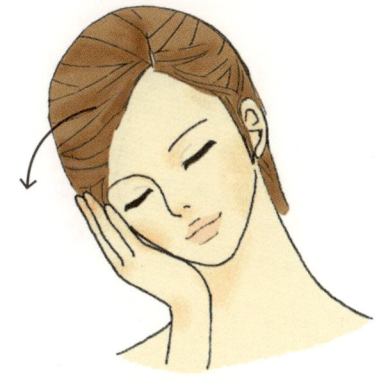

7 오른손을 오른쪽 볼에 대고 꾹 누르고, 그에 저항하듯이 머리를 오른쪽으로 당긴다. 반대쪽도 마찬가지 방법으로 한다(3～6회)

목 손질 | 목을 손질할 때는 잘 씻는 것이 기본이다. 다만, 목의 피부는 아주 섬세하므로 부드럽게 씻어주도록 한다.

1 아침에는 차가운 물로 씻고 크림을 바른다. 저녁에는 얼굴과 마찬가지 방법으로 씻고 크림을 바른다. 20대 이상은 마사지를 더 한다. 마사지는 크림을 바른 후 아래부터 위로 부드럽게 문지른다.
2 세안 타월을 식염수에 적셔서 꼭 짠 후 아래부터 턱을 가볍게 두드린다.

스페셜 케어 | 천연팩을 이용하여 특별한 목 관리도 할 수 있다. 아래의 방법에 따라 일주일에 한 번씩 스페셜 케어를 해보자.

● 차가운 식염수(소금 1티스푼+차가운 물 0.5ℓ)아 뜨거운 식염수(소금 1티스푼+뜨거운 물 0.5ℓ)를 준비한다. 세안 타월을 뜨거운 식염수에 적셔 꼭 짠 후 목에 댄다. 다음에 세안 타월을 차가운 식염수에 적셨다가 꼭 짜서 목에 댄다. 이것을 3~4회 반복한다. 마지막은 찬 식염수로 마무리한다.
● 올리브오일을 40~50도 정도로 데운다. 거즈 5, 6매를 접어서 올리브오일에 적당히 적신 후 목에 댄다. 그 위에 랩을 씌운 다음 마른 타월을 올려놓는다. 30분 후 여분의 오일을 닦아낸 후 크림을 바른다.
● 감자 1개 간 것에 계란 1개, 레몬즙 1티스푼을 잘 섞어서 목에 바르고 랩을 씌운 다음 그 위에 마른 타월을 올려놓는다. 20분 후에 미지근한 물로 씻어내고 크림을 바른다.
● 빵을 만들 때를 이용해서 여분의 생반죽을 그대로 목에 덮어 바른다.
● 계란 흰자위 1개분에 올리브오일 1티스푼, 레몬즙 1티스푼을 섞어서 얼굴에 바른다. 15분 후 미지근한 물로 씻어내고 크림을 바른다.

✿ 손 케어

손만큼 그 사람의 연령을 쉽게 파악할 수 있는 신체 부위도 없을 것이다. 손, 특히 손목부터 손끝 쪽은 여러모로 손상되기 쉽다. 더위, 추위, 물, 화학물질 등등 우리 주변에는 손을 거칠게 만드는 요인이 많다. 그렇기 때문에 더욱 세심하게 관리할 필요가 있다.

손은 피지방선이 적기 때문에 물로 오래 씻거나 아주 뜨거운 물 혹은 찬물에 오래 두면 거칠어지게 마련이다. 그러므로 손을 씻은 후에는 반드시 핸드크림을 바르도록 한다.

또 손에 물을 묻힐 경우 가능하면 고무장갑을 착용하는 것이 좋다. 끝나고 난 뒤에는 비누로 손을 깨끗이 씻어 세제를 씻어내고 마른 수건으로 잘 닦은 다음 핸드크림을 듬뿍 바른다.

매일 잠자기 전, 핸드크림을 바른 후 면장갑을 끼고 잠자리에 들면 더욱 효과적이다. 이 정도만 해도 손은 어느 정도 관리가 된다. 여기서는 좀더 깨끗한 손을 갖기 원하는 여성들을 위해 다음과 같은 케어법과 천연팩을 소개한다.

주름 제거 │ 계란 노른자·벌꿀 팩(노른자 1개 : 벌꿀 1큰술)을 만들어 손에 바른다. 15분 후에 씻어내고 타월로 잘 닦은 다음 크림을 바른다.

손에 홍반(혈액의 울혈 띠)이 생겼을 때는 다음과 같은 방법이 좋다. 두 개의 대야를 각각 준비해서 한쪽에는 찬물, 다른 한쪽에는 뜨거운 물을 담는다. 2분씩 뜨거운 물과 차가운 물에 번갈아 손을 담근다. 냉욕으로 시작해서 냉욕으로 끝내면 더 효과적이다. 총 14분 정도 하고 난 뒤 크림을 바르면, 혈액순환이 좋아지고 홍반이 사라진다.

손바닥의 홍반을 없애는 데 더 효과적인 방법은 온욕이다. 대야에 약 35도의 물을 채우고 그 속에 손을 담근다. 약 10분 동안 뜨거운 물을 계속 부으면서 40도 정도가 될 때까지 물의 온도를 높여나간다. 다 끝나면 손을 타월로 닦고 레몬 과즙을 잘 문질러서 골고루 스며들게 한다.

손을 부드럽게 하는 팩·트리트먼트 | 부드러운 손을 갖는 것은 여성들의 소망이다. 집에서 만들 수 있는 간단하고 안전한 팩·트리트먼트로 나이보다 훨씬 젊어 보이는 곱고 부드러운 손을 만들어보자.

다음에 나와 있는 방법 중에 자신에게 가장 잘 맞고 실천하기 편한 것을 골라 꾸준하게 따라 하면 된다.

- 녹말가루 1티스푼에 물 200ml를 부어 녹인다. 거기에 체온보다 조금 뜨거운 물 750ml를 붓고 10~15분간 손을 담근 후에 수건으로 잘 닦고 크림을 바른다.
- 물 1ℓ, 소금(천연염) 100g을 넣어 녹인다. 그 속에 손을 담그고 20분간 있는다. 그런 다음 물로 씻고 잘 닦은 후 크림을 바른다.
- 감자 1개분을 갈아 손에 바르고 15분 정도 후에 씻어낸다. 잘 닦은 다음 크림을 바른다.
- 허브티를 만들어 큰 볼에 붓고 손을 담근다. 15분 후에 씻어내고 크림을 바른다.
- 손이 잠길 정도의 샐러드오일을 스테인리스 용기에 부은 다음 불 위에 올려놓고 40도 정도로 따뜻하게 데운다. 그 속에 손을 15분 동안 담근 후 잘 씻어내고 크림을 바른다. 장갑을 낀 채로 잠을 잔다. 다만 샐러드오일의 온도가 너무 높지 않도록 주의한다.
- 버진오일 또는 영양크림으로 손과 손끝을 마사지하면 동시에 혈점이 지압되므로 어깨 결림도 해소된다.

❀ 손톱 케어

약해서 부서지기 쉬운 손톱도 일주일에 1~2회 관리해주자. 샐러드오일을 가득 담은 용기에 몇 방울의 레몬즙을 떨어뜨리고 10~15분 정도 담가주면 손톱이 강하고 부드러워진다. 또는 뜨거운 물 500ml에 천연소금 3큰술을 넣어 따뜻한 식염수를 만든 후 양손을 10~15분 담가도 똑같은 효과를 기대할 수 있다. 이 관리법은 이틀에 1회씩 하면 좋다. 잠들기 전에 레몬즙을 바르는 것도 효과가 있다.

아래는 건강한 손과 손톱을 위한 운동법이다. 틈나는 대로 따라 해보자.

● 이렇게 하세요

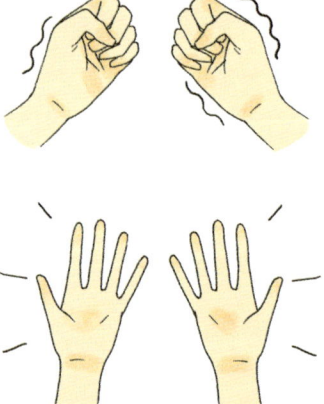

1 주먹을 꼭 쥐었다가 확 편다(10회)

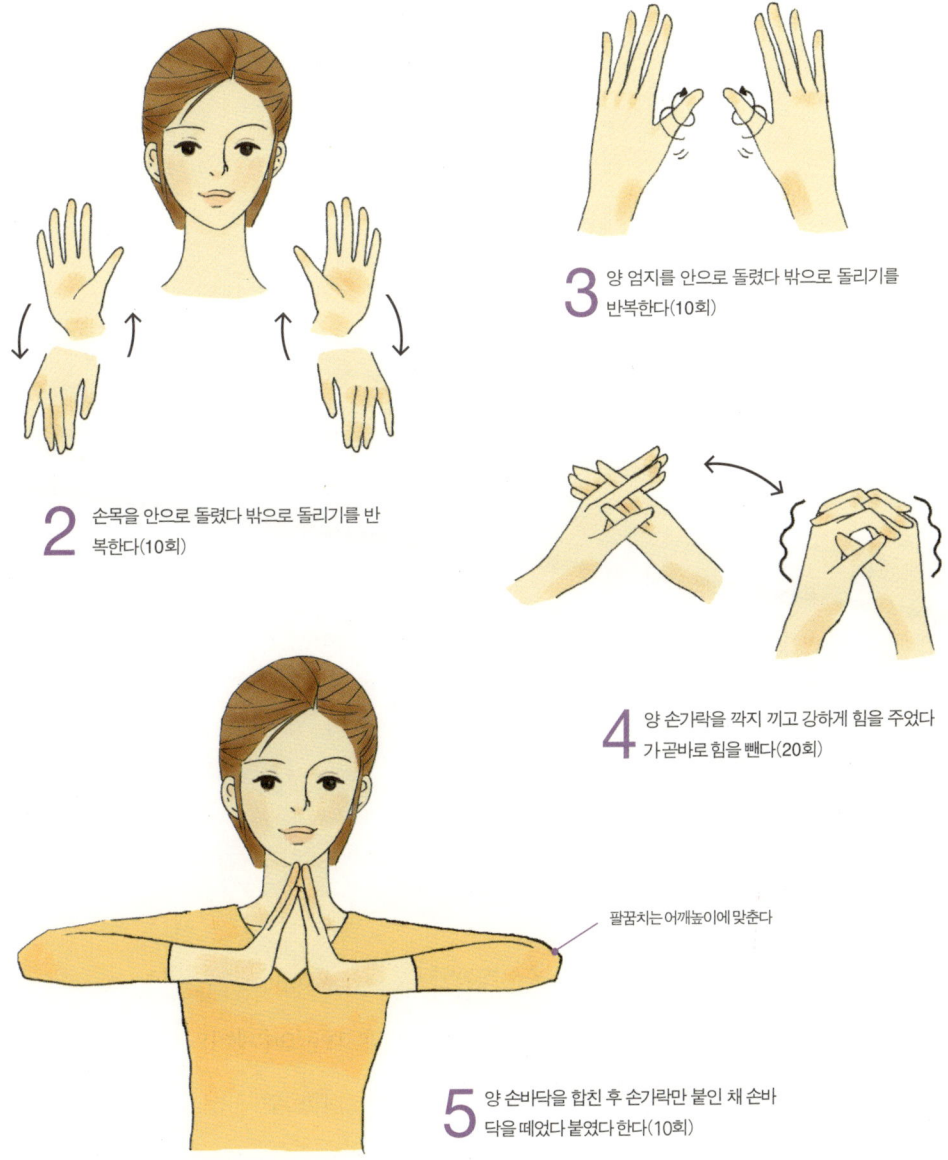

3 양 엄지를 안으로 돌렸다 밖으로 돌리기를
반복한다(10회)

2 손목을 안으로 돌렸다 밖으로 돌리기를 반
복한다(10회)

4 양 손가락을 깍지 끼고 강하게 힘을 주었다
가 곧바로 힘을 뺀다(20회)

팔꿈치는 어깨높이에 맞춘다

5 양 손바닥을 합친 후 손가락만 붙인 채 손바
닥을 떼었다 붙였다 한다(10회)

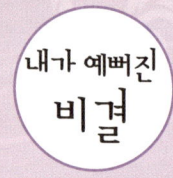
생강 목욕으로 생리불순 해소!

저는 별로 뚱뚱해 보이는 편이 아니었는데, 1년 전 어느 날 목욕하기 전에 거울을 보니 배꼽이 보이지 않을 정도로 뱃살이 쪄서 깜짝 놀랐습니다.

그러고 보니 운동도 거의 하지 않았고 종종 몸이 찌뿌드드하곤 했습니다. 그런데 이상한 것은 과식할 정도로 먹는 데도 빈혈기가 있어서 출근할 때 지하철역에서 넘어지는 일이 자주 있었다는 것입니다. 또 가끔씩 생리가 끊기기도 했고, 아무리 수면을 취해도 아침에 일어나면 어깨가 뻐근하게 굳어 있었습니다.

"얼굴이 하얘서 좋겠다"라는 말을 종종 들었었는데 얼굴이 하얗다기보다는 창백했는지도 모릅니다. 혹시 무슨 병은 아닐까 해서 산부인과나 내과를 전전긍긍했습니다만, 아무 이상도 없다고 했습니다. 장차 결혼해서 임신이 안 되면 어쩌나 하는 생각에 마지막으로 찾아가게 된 것이 이시하라 선생님의 클리닉이었습니다.

그때 선생님은 "냉증 때문에 혈액순환이 잘 되지 않는군요. 우선 식사요법으로 몸 속에 열을 내서 피의 흐름을 원활하게 해봅시다"라고 제안했습니다. 아침에는 당근·사과 주스 2~3잔과 생강탕 1잔, 낮에는 메밀, 저녁에는 한식 중심의 식사를 했고, 꼭꼭 씹어서 먹으라고 했기 때문에 한 번에 30번은 씹어서 먹었습니다. 그러자 신기하게도 조금만 먹어도 배가 불러서 이렇게 먹다가는 살이 빠질 것 같다는 생각이 들었습니다. 그 예감은 적중해서 7개월 만에 4kg을 감량하는 데 성공했습니다.

몸이 날아갈 듯 가벼워진 것은 좋았지만 생리불순이나 빈혈은 계속되어서 또다시 선생님을 찾아갔지요. 그러자 선생님은 매일 생강 목욕을 하라고 했습니다. 그 효과는 눈에 띌 정도로 확연했습니다. 탕에 들어가자마자 땀이 났고, 목욕을 끝낸 후에도 얼마 동안은 땀이 멈추지 않았습니다. 땀이 멈춘 뒤에도 그날 밤 내내 몸이 후끈후끈해서 한겨울인데도 난방이 필요없을 정도였습니다. 이게 바로 선생님께서 이야기한 '몸이 따뜻해진 상태구나', 금세 실감할 수 있었습니다.

매일 생강 목욕을 한 지 일주일 후, 50일 만에 생리가 찾아왔습니다. 그리고 그로부터 28일 후, 다음 생리도 주기대로 왔습니다. 그 다음달도, 또 그 다다음달도…… 빈혈도 견비통도 어느 사이엔가 사라졌습니다. 창백했던 안색도 옅은 핑크색으로 바뀌어 피가 통하고 있다는 느낌이 듭니다. 예전의 피부는 희기는 했어도 건강한 피부는 아니었거든요.

건강하게 살을 뺀다는 것이 얼마나 어려운 일인지 아마 여성이라면 누구나 잘 알 것입니다. 살도 빠지고 피부색이 좋아진 저를 보고 동료들은 무슨 묘약이라도 먹었냐고 묻곤 합니다.

이런 방법으로 남들의 주목을 받는 일…… 난생 처음으로 하는 행복한 경험입니다.

– F씨(32세, 공무원)